宫颈癌前病变病理诊断要点

主　编　张　瑜

副主编　张海雁　杜红雁

科学出版社

北京

内 容 简 介

本书系统介绍了宫颈癌前病变的相关概念、病理诊断依据、鉴别诊断、免疫组织化学标记的意义等,并详细说明了避免误诊及混淆的病理诊断要点。同时,对宫颈癌相关内容,如鳞状细胞癌、腺癌等也加以介绍,以期形成较为完整的知识体系。

本书语言通俗、可读性强,适合病理医师、病理技师、妇产科医师、妇女保健科医师及相关专业研究生、住院医师规范化培训生、进修生学习和参考。

图书在版编目(CIP)数据

宫颈癌前病变病理诊断要点 / 张瑜主编 . —北京:科学出版社,2022.3
ISBN 978-7-03-071761-0

Ⅰ.①宫… Ⅱ.①张… Ⅲ.①子宫颈疾病—癌前状态—病理学—诊断学
Ⅳ.① R737.33

中国版本图书馆 CIP 数据核字(2022)第 037256 号

责任编辑:丁慧颖 / 责任校对:张小霞
责任印制:肖 兴 / 封面设计:龙 岩

科学出版社 出版
北京东黄城根北街16号
邮政编码:100717
http://www.sciencep.com

北京九天鸿程印刷有限责任公司 印刷
科学出版社发行 各地新华书店经销
*
2022年3月第 一 版 开本:720×1000 1/16
2022年3月第一次印刷 印张:7
字数:130 000
定价:88.00元
(如有印装质量问题,我社负责调换)

主编简介

　　张瑜　主任医师，教授，第四军医大学（现为空军军医大学）临床医学六年制本科毕业，在部队工作时荣立三等功一次，曾任昆明军区军医学校病理教研室副主任。1987年转业后在西安交通大学附属西北妇女儿童医院工作。2019年4月受聘于西安新长安妇产医院（病理科）。擅长妇产科病理及乳腺科病理诊断，诊断病例达10万例以上。

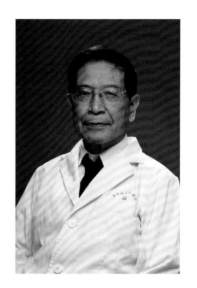

　　以第一作者发表论文40余篇，主编专著2部，获省部级科学技术奖2项。2001年9月受邀参加荷兰第25届国际病理学大会，作会议报告《应用扫描电镜技术预测良性与侵袭性葡萄胎》并进行学术交流，该报告发表在英国期刊 *Histopathology* 上。2005年3月受邀参加美国第35届国际生理学大会并进行学术交流。

副主编简介

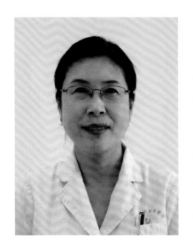

张海雁 主任医师，第四军医大学（现为空军军医大学）病理学硕士。西安交通大学附属西北妇女儿童医院病理科主任。擅长妇产科及儿科病理诊断。

以第一作者发表论文20余篇，获省部级科学技术奖1项，作为副主编编写专著2部。2012年获"全国宫颈癌、乳腺癌普查先进个人"称号。任西安医学会病理学分会等5个专业委员会副主委、常委或委员。

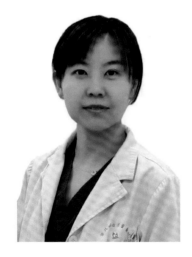

杜红雁 副主任医师，西安交通大学病理学硕士，在西安交通大学附属西北妇女儿童医院病理科工作。从事病理工作10余年，积累了丰富的临床经验。擅长妇产科及乳腺科病理诊断。

以第一作者发表学术论文10余篇，参与编写专著2部。任省级"宫颈癌、乳腺癌普查"培训授课专家及普查质控专家。

《宫颈癌前病变病理诊断要点》
编 写 人 员

主　审　陈乐真

主　编　张　瑜

副主编　张海雁　杜红雁

编　者　（以姓氏笔画为序）

王巧鸽　宁　宁　任　拼　安晓玲

苏　雪　杨爱君　何　园　张　雯

张红丽　张恩娣　武静文　赵　璐

宣　可　席　琼　寇梦珊　薛京华

序　言

在宫颈癌的筛查中，病理诊断起着关键性作用。如果病理诊断做到准确、及时，就可以针对不同情况进行治疗。例如，当诊断为低级别鳞状上皮内病变时，可以视为炎症，进行抗病毒治疗，而诊断为高级别鳞状上皮内病变时，可以进行宫颈锥切。即使确诊为癌症早期，也可以通过手术、放疗或化疗，防止病情进一步发展。所以，从这个意义上讲，《宫颈癌前病变病理诊断要点》是一本兼具理论性和实用性的参考书。

张瑜教授及其团队用 4 年多的时间编写完成该书，书中融入了他们多年的工作经验和体会，同时参考了大量医学文献，体现了最新的研究进展。该书内容全面、系统，编写层次清晰。

该书不仅适用于病理专业人员，对妇科及相关专业人员也同样适用。该书有助于病理医生加深对宫颈癌前病变病理特征的理解，做出正确的诊断；也有助于加深妇科医生对相关病理的了解，更好地明确临床诊断，进一步指导治疗。希望该书对病理、妇科及相关专业医生的临床实践能有所帮助。

新长安妇产医院

张　军

2021 年 12 月 10 日

前　言

　　宫颈癌在临床上往往没有明显的症状，因此容易被忽视，一旦被发现可能已经发展到中、晚期。如果对宫颈癌前病变进行及时检查、精确诊断，并进行正确的治疗，阻断宫颈癌的进展，就可以显著降低其发病率和死亡率。

　　在病理科的送检标本中，宫颈癌前病变的标本比较多见，但目前病理诊断尚不够规范。例如，宫颈上皮内瘤变（cervical intraepithelial neoplasia，CIN）的诊断，可能是非典型未成熟性鳞状上皮化生，也可能是炎症反应性增生等。又如，浅表浸润性鳞状细胞癌的诊断，有时其中明显的炎症细胞浸润使得鳞状上皮或鳞化腺体的基底膜模糊不清，很像浅表浸润，或在CIN Ⅲ级累及腺体时，由于腺体排列不规则，也容易被误诊为浅表浸润。

　　病理学是研究疾病发生、发展及转归的一门学科，它与临床学科相辅相成。在实际工作中，临床与病理需要相互配合，及时反馈，如在临床检查时发现宫颈增大并呈菜花状，通常就会想到宫颈癌，但是，如果临床表现中宫颈增大，表面比较光滑，有没有可能是宫颈癌呢？我们曾对一例疑似宫颈癌患者宫颈标本连续取材24块，然后制片观察，结果发现了3处浅表浸润性鳞状细胞癌，反馈给妇科医师后做了相应的妥善处理。有时，异常腺体的位置较深，当病理切片诊断发现可疑之处后，告知妇科医师反复取样，最终往往可获得准确的诊断。

　　本书名中"癌前病变"的含义近年来已经发生了变化，无论是宫颈鳞状细胞癌，还是宫颈腺癌，以往"癌前病变"与"癌"的划分均以原位癌为界线，原位癌之前即为"癌前病变"，而近年来提出以浸润癌为界线，浸润癌之前即为"浸润前期病变"。为了便于理解，书名仍采用"癌前病变"这一习惯用语。

　　在本书编写过程中，承蒙解放军总医院原病理科主任、著名病理学专家陈乐真老师对书中内容进行了审阅、指导；西安新长安妇产医院副院长、第四军医大学（现为空军军医大学）第一附属医院原超声科主任、超声学专家张军教授为本书撰写了序言。对此，我谨代表本书全体编者表示诚挚的谢意。

　　编写人员中张瑜、张恩娣、杨爱君、寇梦珊、武静文、安晓玲、宣可目前在西安新长安妇产医院工作，其余编写人员在西安交通大学附属西北妇女儿童医院工作。本书的编写和出版得到了西安交通大学附属西北妇女儿童医院、西安新长安妇产医院（西北大学教学医院）各位领导及同仁的大力支持和帮助，特此表示衷心的感谢。

张　瑜

2021 年 11 月 16 日

目　　录

第一章 概 述

第一节 宫颈癌的现状

宫颈癌在全球的发病率和死亡率呈上升趋势。Pei 等报道，2018 年全球宫颈癌新发病例约为 570 000 例，死亡病例约为 311 000 例。2012 年我国宫颈癌新发病例约为 62 000 例，占全球新发病例的 12%，死亡病例约为 30 000 例，占全球死亡病例的 11%。2015 年我国宫颈癌新发病例约为 98 900 例，死亡病例约为 30 500 例。我国宫颈癌死亡率最高的地区前三位为新疆维吾尔自治区莎东县、甘肃省天水市麦积区、广西壮族自治区凌云县。死亡率较高的省（自治区）依次为新疆、甘肃、陕西、湖南、江西，大体形成一个自西北向东南的高死亡率地带。中、西部地区的宫颈癌死亡率明显高于东部地区。

第二节 宫颈癌的筛查与预防

目前，宫颈癌常用的筛查技术有细胞学筛查、醋酸染色肉眼观察（VIA）和碘液染色肉眼观察（VILI）、人乳头瘤病毒（human papilloma virus，HPV）检测及组织病理学检查。

细胞学筛查需要较好的质量管理，细胞学医师的培养需要较长时间，筛查的准确性受多种因素影响。我国在这方面的基础尚薄弱，需要从医学院校专业设置、医院细胞室的建设和待遇等方面加强。VIA/VILI 操作简便、价廉、易于培训，但是灵敏度及特异度较低，结论简单（正常或可疑）。以分子生物学原理为基础的高危型人乳头瘤病毒（HR-HPV）检测具有高度的灵敏度和可重复性，有助于减少妇科和细胞学医师的工作量。

组织病理学检查至今仍是宫颈癌诊断的金标准。无论细胞学筛查、VIA/VILI，还是 HR-HPV 检测，都需要通过组织病理学最后的确诊，并作为临床治疗的依据。

宫颈癌的预防，包括以下 3 种级别。一级预防——疫苗。HPV 4 价疫苗可用于 9 ～ 26 岁的人群（包括女性和男性）。HPV 2 价疫苗可用于 10 ～ 25 岁的女性。HPV 疫苗接种年龄可为 9 ～ 45 岁，最适宜接种年龄为 11 ～ 12 岁。二级预防——筛查。筛查方法包括 HPV DNA 检测、快速 HPV 检测、PCR-HPV 检测、液基细胞学、巴氏涂片、组织病理学检查和 VIA/VILI。三级预防——临床预防。宫颈癌患者需要到正规医疗机构治疗，治疗方法包括手术、放疗、化疗或联合治疗，治疗后需长期随访。患者要意识到治疗的不良反应，如不孕症、绝经、性交不适或疼痛、肠道或膀胱改变。

第三节　宫颈癌发病的相关因素

目前已发现 HPV 有 200 多种亚型，其中至少有 13 种高危型与宫颈癌相关，主要通过接触感染，并且与持续感染有关。70% 的宫颈癌及 50% 的癌前病变与 HPV16 和 HPV18 有关。

流行病学调查和相关研究认为，宫颈癌的发生还与其他因素有关。初次性交年龄在 16 岁及以下。宫颈癌发病相对危险性与性伴侣数量呈正相关。经期及产褥期卫生不良者与对照组间的相对危险度（RR）为 2.27。阴道分娩次数 ≥ 4 次者其发病危险性增加 2 倍。人乳头瘤病毒感染是宫颈癌的主要危险因素，但是单纯疱疹病毒 II 型、人巨细胞病毒、衣原体等感染也与宫颈癌有较强的相关性，随感染种类增加，宫颈癌发病危险性增高。口服避孕药时间长（≥ 8 年），宫颈癌发病危险性增高。吸烟可抑制机体免疫功能，增加感染概率。

第二章 宫颈组织病理学

第一节 宫颈解剖学与组织学

一、宫颈解剖学

子宫是一个肌性器官，外观似倒置梨形，分为底、体、颈三部分。子宫颈位于子宫最下部，呈圆锥形，是宫体与阴道的过渡地带，位于阴道穹隆上端，其端部向下突露于阴道内，被阴道鳞状上皮覆盖。由于阴道上皮翻转呈斜线形，所以前唇短于后唇。子宫颈长 2.5～3cm，横径长 2.2～2.5cm，前后径长约 1.5cm。

不同年龄段宫颈长度不同，宫体与宫颈比例也不相同。婴儿期宫颈长度是宫体长度的 2 倍；青春期宫颈长度与婴儿期宫颈长度相等；生育期宫体长度是宫颈长度的 2 倍；老年期宫颈出现不同程度的萎缩。阴道穹隆将宫颈分为两部分，阴道穹隆以上称宫颈阴道上部，穹隆转折以下称宫颈阴道部。宫颈上、下部分长度基本相等。

子宫颈中央腔隙称子宫颈管，子宫颈管上至子宫颈组织学内口，下至子宫颈外口。子宫颈管呈纺锤形，其长度的个体差异较大，平均为 2.5cm。子宫颈是一个前后略扁平的狭腔，宽度（最宽处）为 0.7cm。子宫颈下方与阴道连接处称子宫颈外口，此处是宫颈鳞状上皮与柱状上皮交界处，组织学上称宫颈鳞 - 柱交界（squamo-columnar junction，SCJ）。SCJ 在女性一生中随内分泌变动。宫颈上端与子宫腔交界口称子宫颈内口，该内口又分为组织学内口与解剖学内口。解剖学内口在上，组织学内口在下，两者之间称子宫峡部。子宫峡部于妊娠 12 周后逐渐扩展，至妊娠末期变为胎儿的子宫下段，可长达 7～8 cm。

子宫颈由韧带固定其位置，主要是宫底韧带和侧韧带。前者在前面附着子宫颈阴道上部分与阴道上 1/3，向后经直肠的侧方到第二、第三和第四骶椎前面。侧韧带也称宫颈横韧带，此韧带由纤维组织和少量平滑肌组成，其中包括神经、血管和淋巴管，使宫颈维持正常位置。

子宫颈动脉来自子宫动脉的降支，沿侧韧带上缘到达子宫颈侧壁。子宫颈静脉与动脉伴行，子宫颈静脉丛和膀胱颈静脉丛之间有交通。子宫颈的淋巴引流有侧、前和后三个主干，侧干又分为上、中、下三支。子宫颈上部的淋巴液通过上支回流到髂内、髂外动脉之间的髂淋巴结和子宫颈旁淋巴结。子宫颈中部的淋巴液通过中支回流到髂间淋巴结、髂外淋巴结和髂总淋巴结或闭孔淋巴结。子宫颈下部的淋巴液通过下支回流到臀上、臀下淋巴结及骶淋巴结或主动脉旁淋巴结。

子宫颈的神经来自骨盆交感神经系统的髂内、髂中和腹下神经丛，分布在宫颈管黏膜和宫颈阴道部分的边缘部，因此子宫颈对痛觉不敏感。

二、宫颈组织学

（一）鳞状上皮

子宫颈突入阴道的部分由非角化性复层鳞状上皮所覆盖，在生殖年龄每 4～5 天更新一次，上皮的成熟被雌激素促进，被孕激素抑制。成熟的复层鳞状上皮与阴道的复层鳞状上皮相似，但无钉突，可分为 5 层。

第一层：基底层　位于基底膜上，细胞垂直整齐排列，呈立方形或矮柱状单层。细胞体积较小，有相对较大的胞核，胞质嗜酸性。胞核呈长梭形或卵圆形，染色较深，胞核长轴与基底膜呈垂直极向。此层细胞呈幼稚状态，有旺盛的分裂能力，因此也称"生发层"。基底层可单向分化为其他层鳞状上皮，向浅层移动，在创伤后起修复作用，再生活跃时可出现核分裂。

第二层：旁基底层　位于基底层之上，由 2～3 层细胞构成，细胞为多角形，细胞较基底层细胞大，胞质较宽，胞质嗜酸性（核糖核酸丰富），胞核位于中央部。细胞间隙清晰，细胞表面有较长的微绒毛和突起。细胞桥粒增多（比基底细胞多 2 倍）。

第三层：中间层（棘细胞层）　约有 5 层细胞，细胞体积大，呈多边形，胞质宽，胞质内含糖原，细胞之间由细胞间桥连接，胞核呈圆形，核仁明显。细胞质形态多样，有的细胞以合成中间丝为主，有的细胞有成堆的空泡结构，细胞周边部形成的小束及极层颗粒与桥粒相连。本层细胞越向浅表越趋于扁平状。

第四层：过渡层　此层在排卵期最厚，表面微绒毛多数消失，出现许多间隙，间隙内含丝状物。细胞器减少，核糖体和内质网消失，线粒体有肿胀和退行性变。有核固缩，整个细胞呈退行性变。妊娠时此层细胞有特征形态，胞质糖原丰富而透明，胞膜厚，称妊娠细胞，嗜碱性。

第五层：表层　此层也在排卵时最厚，细胞呈鳞片状，有的细胞边缘呈锯齿状，桥粒少。胞核不规则，呈固缩状，核膜消失，核染色质呈块状，核周出现空隙，胞质嗜酸性。扫描电镜观察，细胞多为扁平、多角，核区隆起。细胞表面有微嵴，分支吻合，微嵴彼此之间的联系无特定方向，但在周边与细胞膜平行。细胞器模糊不能辨认，表层细胞排列与基底膜平行（水平极向）。

另外，朗汉斯巨细胞在宫颈鳞状上皮细胞之间散在分布，这种细胞由朗汉斯在 1968 年首先描述。该细胞来源于骨髓造血细胞，与免疫功能有关，有类似 T 淋巴细胞的功能。其表面含有 T4 淋巴细胞抗原，是免疫系统中重要的细胞，是最强的抗原提呈细胞，可传递病毒抗原。这种细胞的特异性标记抗体 CD-1 及 CD-4、S-100 呈阳性。光镜观察鳞状上皮各层可见到散在分布、胞质淡染的细胞，有时胞质透明，胞核深染、不规则。这种细胞可被氯化金着色，故称嗜金细胞。氯化金染色时可见细胞为不规则形，有树枝状突起，因此称为树突状细胞。

（二）柱状上皮

子宫颈管（子宫颈外口至内口）表面被覆单层柱状上皮，上皮在固有层下陷形成腺隐窝，腺体为分支管状腺。子宫颈柱状上皮由黏液柱状上皮和纤毛柱状上皮组成。

1. 黏液柱状细胞　此种细胞占绝大部分，胞质呈空网状或透明状，胞质内充满黏液，主要成分为酸性黏多糖。胞核位于基底部，呈圆形、卵圆形或被黏液挤成"新月形"。黏液分泌细胞有周期性变化，在增生早期的分泌细胞高尔基复合体发达、粗面内质网少，细胞内有许多分泌颗粒。在增生期雌激素水平达高峰时，细胞分泌活动旺盛，胞核被压向底部，胞质中内质网扩大，黏蛋白分泌颗粒多，颗粒电子密度低，成熟的大颗粒可以顶浆的分泌方式排出。此时胞质内还有糖原、脂滴和磷脂颗粒，阿利新蓝（Alcian blue）和 PAS 染色呈阳性反应，在细胞内碱性磷酸酶（AKP）增多。在分泌期，由于孕激素水平增高，上皮细胞顶浆分泌活跃，细胞逐渐变矮。在排卵期，宫颈上皮分泌黏液多，黏液稀薄、黏性低，有利于精子运行。在分泌晚期，细胞萎缩。

2. 纤毛细胞　此种细胞数量少，成群或单独位于分泌细胞之间，细胞表面有纤毛，胞质嗜酸性。纤毛是为适应功能而形成的一种特殊结构。由于胞质的流动，可促成纤毛运动，运动有一定的方向和节律。运动时可使上皮表面的黏液向一定方向推进，有利于生殖细胞的运输和向阴道排出分泌物。

3. 储备细胞　又称柱状上皮下基底细胞，是宫颈组织干细胞，具有多潜能分化的能力。在正常状态下，这种细胞处于静止期，因此不易见到，一般可散在孤立或数个细胞成排位于柱状上皮之下、基底膜之上。储备细胞体积较小，胞核相对较大，呈圆形或椭圆形，深染。胞质为嗜酸性，呈均匀红染或透明状。胞质含有角蛋白 7、角蛋白 8、角蛋白 18、角蛋白 19、角蛋白 14、角蛋白 16，这是腺上皮所具有的。近期研究表明，储备细胞 CD44V5 免疫组化染色呈强阳性。当子宫颈受病原体刺激时，宫颈储备细胞可出现明显增生现象（详见本章第三节）。

（三）子宫颈的间质

宫颈壁主要由致密的纤维组织构成，另有少量弹力纤维与平滑肌（约占10%）。平滑肌组织主要位于宫颈周边，呈环形排列，并与阴道壁平滑肌相连。子宫颈的致密纤维中有 4 型胶原，分娩时这些胶原可被胶原酶溶解，子宫颈扩张时，与此过程有关的细胞不是以前所认为的成纤维细胞，而是来自血液的多形核白细胞。由于子宫颈有丰富的胶原和较少的平滑肌，所以分娩时被动的机械性扩张力可超过平滑肌的收缩力。

子宫颈上皮下间质中有发育很好的毛细血管网，阴道镜下呈蜘蛛状和发卡状。在病变时其形态会发生改变，有助于有关疾病的诊断。

（四）妊娠时子宫颈可出现的改变

1. 宫颈腺体变化　①腺瘤样增生。腺体黏膜可厚达 6 ～ 8mm，腺体数目增多，细胞呈高柱状，假复层，细胞充满分泌物，分泌亢进。其中有的腺腔扩大充满黏液，有的腺体腔扩大，腺上皮呈乳头状突向腔内。②微囊型腺体增生或微腺型增生。无数增生腺体呈小线圈状，排列紧密，这是由腺体出芽增生所形成的。腺上皮细胞呈立方形。在细胞间、腺体间有许多空泡或扩张小囊，应与腺癌区别。③个别腺上皮细胞呈跳跃式分布，胞核增大、深染或异型，即阿-斯反应（A-S反应）。④腺体上皮有高度鳞状化生，形成一团团鳞状上皮，中央有残留腺腔。

2. 鳞状上皮变化　①基底细胞增生活跃。基底细胞增生快，不太成熟，有核分裂，需与宫颈癌细胞区别。②鳞状上皮乳头状瘤样增生。少数孕妇宫颈呈乳头状生长，鳞状上皮细胞层次整齐，细胞正常，妊娠结束后会自行消退，如不消退也有可能是尖锐湿疣。

3. 间质变化　①间质中有小堆多边形蜕膜细胞，是由间质细胞转变而来，但比起子宫体内膜蜕膜细胞发育较差。②间质内有血管增生扩张、水肿和炎症细胞浸润。

（五）子宫颈转化带

目前学术界对子宫颈转化带（transformation zone）的翻译和阐述不一致，有学者称之为移行区。子宫颈转化带与鳞 - 柱交界（squamo-columnar junction，SCJ）是不完全相同的。SCJ 在女性一生中位置是不固定的，最早形成的这条线称最初鳞 - 柱交界线，是位于宫颈外口附近的环形交界线，这条线大致在胚胎 30 周时形成，因此也有学者称之为原始鳞 - 柱交界线。胚胎末期及出生后，由于生理、病理、内分泌状况的变动，此线位置一直在变化，表现为 SCJ 位置的变动。这种位置的变动是由于柱状上皮下储备细胞活动形成的，当储备细胞增生后化生形成鳞状上皮时，此线位置上移；当储备细胞增生后化生形成柱状上皮取代鳞状上皮时，此线位置可下移。有时此线可移至外宫颈，甚至移出宫颈至阴道壁，移动后的 SCJ 称新 SCJ。

新 SCJ 与宫颈外口附近的最初 SCJ 的位置之间的区域称宫颈转化带。这是宫颈干细胞活动区，在内外因作用下易发生基因突变，因此是宫颈癌的好发区。

第二节　人乳头瘤病毒致病机制与宫颈癌疫苗现状

一、人乳头瘤病毒致病机制

子宫颈鳞状上皮由正常结构发展成癌是一个连续变化的过程，首先提出的用来描述这种癌前病理改变的名称是非典型增生（dysplasia），根据宫颈上皮被异型细胞所取代的程度不同，分为轻、中、重三个级别。而相对应的原位癌（carcinoma in situ，CIS）指的是鳞状上皮的全层都被具有癌的形态特征的细胞所取代。事实上，由非典型增生至原位癌的改变是一个连续的过程，有大量现代研究已经证实，构成非典型增生和原位癌的细胞是同一种细胞，可以说它们只是量的变化，而没有质的突变。但是，并不是说所有非典型增生都将发展为癌，这与是否伴有人乳头瘤病毒持续感染，以及机体的免疫力等因素有关。

人乳头瘤病毒（human papilloma virus，HPV）广泛存在于自然界，它具有高度的组织和宿主特异性，是一类可致人类皮肤和黏膜异常增生的 DNA 病毒。病毒基因为环状的双链 DNA，含有大约 8000 个碱基对，属于乳头状多瘤空泡病毒科。

HPV 感染开始于鳞状上皮的基底层（未分化干细胞），沿着核分裂活跃的细胞复制，当细胞迁移到表面时，人细胞的 DNA 复制停止，但是 HPV 的 DNA 复制仍然继续，每个鳞状上皮细胞能够产生无数的病毒拷贝。晚期基因在成熟鳞状上皮细胞内表达，HPV 的 DNA 和壳体蛋白积聚构成整个病毒颗粒。基底细胞感染 HPV 后出现成熟延迟和轻微的细胞学改变，整个病毒颗粒产物从细胞排出从而造成胞质空泡形成，形成特征性的挖空细胞。

目前发现的 HPV 亚型有 200 多种，从生殖道分离出的 HPV 在 25 种以上，按照与宫颈癌的相关性分为低度危险型和高度危险型。目前发现的低度危险型 HPV 病毒有 HPV6、HPV11、HPV40、HPV42、HPV43、HPV44、HPV54、HPV61、HPV70、HPV72、HPV81、HPV83 型；高度危险型 HPV 病毒有 HPV16、HPV18、HPV31、HPV33、HPV35、HPV39、HPV45、HPV51、HPV52、HPV53、HPV56、HPV58、HPV59、HPV66、HPV68、HPV73、HPV82 型。其中又以 HPV6、HPV11、HPV16 和 HPV18 型研究较多，据统计这 4 型累计约占 HPV 相关型的生殖道肿瘤的 2/3。HPV6、HPV11 型是最常见的低危亚型，主要与良性外生殖道疣和尖锐湿疣有关，也见于 CIN Ⅰ级和 CIN Ⅱ级，但在宫颈浸润癌中尚未发现低危亚型。HPV16、HPV18 型是主要的高危亚型，它们不仅见于宫颈癌，也可见于各级 CIN，其中 HPV16 型与鳞状上皮病变密切相关，HPV18 型与腺上皮病变密切相关。

大约 15% 的育龄妇女高危险型 HPV 呈阳性，但其发展为宫颈癌的风险取决于感染的具体类型（HPV16 型或其他类型）、感染的持续时间（短暂性或持续性）及存在的病毒量（病毒负载）。大多数研究指出，病毒负载与活检证实的鳞状上皮内病变（SIL）的危险性呈强相关。然而，即使小量的病毒也可能引起高级别鳞状上皮内病变（high-grade squamous intraepithelial lesion，HSIL）。有研究表明，HPV 信号水平 [通过二代杂交捕获（HC2）检查] 与活检证实的 HSIL 或持续性宫颈涂片异常的出现率直接相关。

Ylitalo 等发现，92% 的 HPV 阳性妇女在 5 年内清除了其 HPV 感染，只有少数病例同一类型的 HPV 持续阳性。同一类型的 HPV 持续性感染与宫颈肿瘤形成的危险性呈强相关。持续性 HPV 感染会导致宫颈癌前病变的发生。如果发生了持续性 HPV 感染，那么演变为宫颈癌的相对危险性比正常人高 250 倍。女性在 30 岁前的性活跃期 HPV 感染率会增加，超过 30 岁以后就会下降，但是如果超过了30岁还有HPV的持续感染，那么发展成宫颈上皮内病变或宫颈癌的概率就会增加。持续性感染，特别是HPV16感染，与CIN及宫颈癌形成密切相关。

人单纯疱疹病毒2（HSV2）、沙眼衣原体、滴虫、巨细胞病毒、EB病毒、吸烟、口服避孕药等都可能在宫颈癌的发生过程中起辅助作用。近期研究发现，高危HPV感染的妇女可能同时伴有HSV2感染，HSV2使宫颈癌的发生风险增加了2.19倍。多数资料显示，多产多孕与宫颈癌发病有一定关系，随着分娩次数的增加，宫颈癌的发病风险也增加。流行病学调查提示，包皮污垢的刺激可能是诱发宫颈癌的因素之一。吸烟者特别是长期大量吸烟者，其宫颈癌的发生风险可能增加2倍，这与尼古丁的致癌作用有一定相关性。另外，长期吸烟可能抑制机体的免疫功能，增加了HPV感染的概率。

二、宫颈癌疫苗现状

（一）HPV疫苗简介

根据疫苗功效的不同，可将HPV疫苗分为三类：①预防HPV感染的预防性疫苗；②清除原有感染、治疗相关病变的治疗性疫苗；③将不同作用的疫苗联合使用或将不同靶点融合以达到预防和治疗功效的联合疫苗。预防性疫苗主要是以HPV病毒衣壳蛋白L1/L2为基础研制的，可诱导机体产生特异性抗体，达到预防感染的目的。

目前，在世界范围内，仅有预防性HPV疫苗研发成功，3种预防性HPV疫苗，包括针对HPV6、HPV11、HPV16、HPV18型的4价疫苗，针对HPV16、HPV18型的2价疫苗和针对HPV6、HPV11、HPV16、HPV18、HPV31、HPV33、HPV45、HPV52、HPV58的9价疫苗，分别于2006年、2007年和2014年相继上市。HPV 2价疫苗和HPV 4价疫苗分别于2016年7月和2017年5月获得国家食品药品监督管理总局（CFDA）批准，在我国内地成功上市。

（二）HPV疫苗作用机制

以HPV L1为靶点的预防性疫苗是最早研制成功的预防性HPV疫苗，主要通过将HPV L1诱导生成的HPV病毒样颗粒装配于酵母菌、杆状病毒、大肠埃希菌、痘病毒等不同载体中，诱导机体产生特异性抗体。酵母菌是一种高效表达外源基因的载体，具有安全性好、遗传稳定、表达量高、外源基因不易丢失、发酵工艺成熟等优点，HPV 4价疫苗和HPV 9价疫苗是以酵母菌为载体的，使用的佐剂为氢氧化铝。除酵母菌外，杆状病毒也可用作疫苗制备的载体，其表达系统具有安全性好、高容量、高表达效率和表达产物具有高生物活性等诸多优越性。此外，厦门大学成功研发的针对 HPV16/18 型的 HPV 2 价疫苗是以大肠埃希菌为载体的，目前该疫苗已完成 I 期和 II 期临床试验，正在进行 III 期临床试验。

（三）HPV 疫苗的效果

针对上述三种疫苗开展的大规模的临床试验在许多国家已经完成，有关疫苗保护效果的数据也陆续得到发表。国外大样本长期随访数据显示，随访时间 2 ～ 9.4 年不等，疫苗预防 6 个月、12 个月的 HPV 持续感染有效率分别为 96.9% ～ 100% 和 94.3% ～ 100%，对子宫颈上皮内病变有 90.4% ～ 100% 的保护效果。在美国开展的一项随机、对照国际性临床研究纳入了 1.4 万名 16 ～ 26 岁女性，研究受试者接种 4 价或 9 价疫苗的预防效果。9 价疫苗在预防 5 种其他 HPV 型别（HPV31、HPV33、HPV45、HPV52、HPV58）引起的宫颈癌、外阴及阴道癌方面被确认有 97% 的效果。

自 2008 年开始，我国陆续开展了 2 价和 4 价疫苗临床试验。HPV 2 价疫苗在中国人群的 III 期临床试验中期分析结果显示，对 HPV16/18 型相关的 6 个月持续感染和 CIN I、CIN II 级的保护率分别为 97.1% 和 87.3%，同时对 HPV31/33/45 型有明显的交叉保护作用。总体上讲，预防性 HPV 疫苗有很好的耐受性和高度免疫原性，能够诱导高的抗体滴度，可以有效减少持续性 HPV 感染和 HPV 相关临床疾病。预防性疫苗对那些从未感染过疫苗所包含的 HPV 型别的女性，或者先前感染过随后清除病毒的女性都有作用，但是对那些目前正感染疫苗包含的 HPV 型别的女性似乎无效。

（四）疫苗的安全性、副作用和禁忌证

目前上市的三种 HPV 疫苗都是使用 DNA 重组技术，由纯化的 L1 结构蛋白自组装形成 HPV 型别特异空壳，称为病毒样颗粒，疫苗不含有活生物制品或病毒 DNA，因此不具有传染性，它们也不包含抗生素或防腐剂。预防性 HPV 疫苗的不良反应与流感疫苗、乙肝疫苗等类似，大部分接种对象没有或仅有轻微的不良反应，严重的局部或全身性不良反应很少发生。常见的不良反应主要为接种部位的局部红肿、热痛。目前，尚未通过研究评估 HPV 疫苗对妊娠期妇女的影响。在妊娠妇女中收集到的有限数据尚不足以判断接种本品后是否导致发生不良妊娠的风险，但建议妊娠期间应避免接种本品。若女性已经或准备怀孕，建议推迟或中断接种程序，妊娠期结束后再进行接种。

（五）HPV 疫苗的目标人群和接种程序

在 2017 年 5 月世界卫生组织（WHO）更新的关于 HPV 疫苗立场文件中确认宫颈癌和其他 HPV 相关疾病在全球公共卫生问题中的重要性，并再次建议应将 HPV 疫苗纳入国家免疫规划。为预防宫颈癌，建议 9 ～ 14 岁未发生性行为的女性作为 HPV 疫苗接种的主要目标人群，15 岁以上的女性或男性为次要目标人群。

WHO 建议各国在制定免疫接种策略时充分考虑本国女性初始性行为年龄情况。对于我国有条件的地区提供免费接种时，考虑到成本效益，建议接种重点对象为 13 ～ 15 岁女性。另外，我国九年义务教育已有较高的覆盖率，对初中学生接种可能更便于组织和管理。

我国的 HPV 疫苗推荐免疫程序如下。① 2 价疫苗接种推荐用于 9 ～ 25 岁的女性。采用肌内注射，首选接种部位为上臂三角肌。推荐于 0 个月、1 个月和 6 个月分别接种 1 剂次，共接种 3 剂，每剂 0.5ml。② 4 价疫苗接种推荐用于 20 ～ 45 岁女性。采用肌内注射，首选接种部位为上臂三角肌。推荐于 0 个月、2 个月和 6 个月分别接种 1 剂次，共接种 3 剂，每剂 0.5ml，3 剂应该在 1 年内完成。尚未确定该疫苗是否需要加强免疫。

（六）HPV 疫苗预防接种计划的监督和评估

接种 HPV 疫苗需要严格按照《预防接种工作规范》的要求，接种单位在提供 HPV 疫苗接种时，要做好预检、登记、接种、观察、报告、检测和评估工作。这样不仅有助于评价预防接种的效果，也可以及时发现存在的问题并加以改进，保障预防接种工作顺利、有效开展。

需要指出的是，HPV 疫苗接种是一级预防措施，应该作为预防宫颈癌及 HPV 相关疾病的多种策略中的一部分，引进 HPV 疫苗不应对制定和维持有效的宫颈癌筛查项目造成影响，接种疫苗的女性仍需要进行宫颈癌筛查，因为 HPV 疫苗并不能预防所有 HR-HPV 型别。随着 HPV 疫苗在人群接种率的提高，HPV 感染和 CIN 的发生会减少，从而使得筛查频次减少，筛查间隔也将延长。

第三节　宫颈储备细胞及其与宫颈癌发生的关系

一、宫颈储备细胞的概念

宫颈储备细胞是存在于柱状上皮下、基底膜之上的一种幼稚细胞，是宫颈组织干细胞，具有分化潜能，既可向腺上皮分化，也可向鳞状上皮分化。

二、宫颈储备细胞的起源

实际上，宫颈癌的主要原始细胞是宫颈储备细胞。关于宫颈储备细胞组织发生主要有以下几种观点：①属于胚胎上皮残留；②起源于鳞状上皮的基底细胞；③起源于黏液柱状细胞；④起源于宫颈间质细胞。西北妇女儿童医院通过透射电镜观察认为：①在性质上宫颈储备细胞是一种正常细胞。在胎龄 20 周时，宫颈管黏膜上皮细胞呈假复层排列，以后逐渐形成一层柱状细胞，储备细胞位于柱状细胞下方、基底膜之上。②宫颈储备细胞在本质上同基底细胞一样，也是一种生发性细胞。电镜观察，基底细胞的胞质内有张力微丝束，有的宫颈储备细胞也有张力微丝束。另外，这 2 种细胞的细胞连接都是通过桥粒。③宫颈储备细胞的来源需考虑米勒管上皮。概括起来，宫颈储备细胞在超微结构上具有以下特征：a.细胞间连接为桥粒；b.胞质内有张力原纤维；c.细胞表面有微绒毛；d.细胞器较少；e.细胞附着于一层薄膜上。这 5 点特征与胚胎体腔上皮起源组织超微结构特征基本一致（仅微绒毛缺乏细而长的特点）。由胚胎体腔上皮起源的组织，如泌尿生殖系统的腹膜间皮，来自米勒管的上皮（输卵管黏膜、子宫内膜和宫颈管内膜）。根据储备细胞以上 5 点超微结构特征，其位置在宫颈管内膜上皮中，以及根据其性质和本质，考虑来自米勒管上皮。

同时，在透射电镜下观察宫颈储备细胞间的光镜下所谓的"透亮细胞"，发现一种是淋巴细胞，另一种是巨噬细胞。当某些储备细胞坏死时，由巨噬细胞加以清除，而淋巴细胞可能具有免疫监视作用。

三、宫颈储备细胞的增生与癌变

（一）储备细胞初现

在宫颈管柱状上皮下或腺上皮下出现单层储备细胞（图 2-1）。

（二）储备细胞增殖

在宫颈管柱状上皮下或腺上皮下出现多层（2～7 层）储备细胞（图 2-2）。

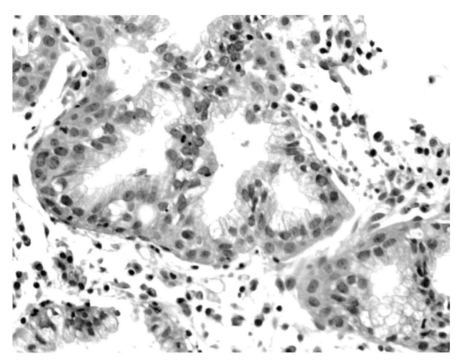

图 2-1 储备细胞初现，在宫颈管腺上皮下出现单层储备细胞

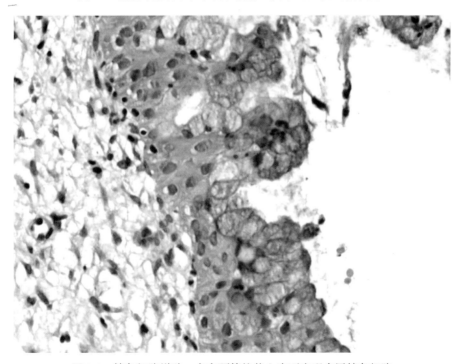

图 2-2 储备细胞增殖，在宫颈管柱状上皮下出现多层储备细胞

（三）储备细胞增生

在宫颈管柱状上皮下或腺上皮下出现大量（8～20层）储备细胞，但无分化现象，其表面有时可见柱状上皮（图2-3）。

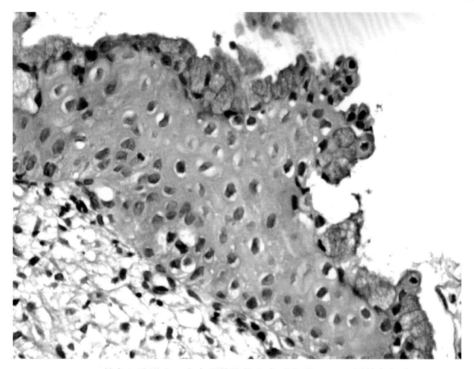

图2-3 储备细胞增生，在宫颈管柱状上皮下出现8～20层储备细胞

（四）鳞状上皮化生

增生的储备细胞进一步发展，当表层发育至棘细胞层时，称为不完全性鳞状细胞分化。当形成基底层、旁基底层、中间层、过渡层、表层时，称为完全性鳞状细胞分化（见鳞状上皮化生章节）。

（五）腺性增生

在宫颈管柱状上皮下或腺上皮下，储备细胞可形成腺腔，甚至可充满腺体，部分柱状上皮仍可见到黏液分泌（图2-4）。

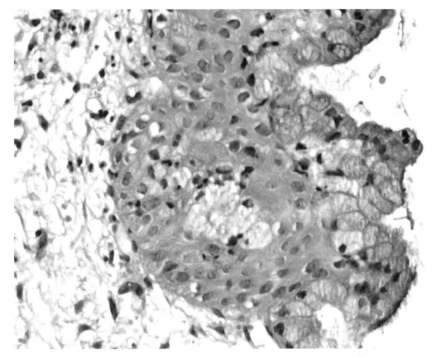

图 2-4 储备细胞腺性增生，在宫颈管柱状上皮下，储备细胞形成腺腔

（六）非典型增生

完全性鳞状细胞化生上皮受到 HPV 的作用后，在鳞状上皮内出现不同厚度分化障碍的细胞，即非典型增生细胞，并可形成轻、中、重度非典型增生。

（七）原位癌

重度非典型增生病变在持续的 HPV 作用下，可发展到原位癌，这时鳞状上皮就发生了异质性改变（见本章第四节鳞状细胞原位癌章节）。

储备细胞初现、增殖、增生、鳞化、非典型增生及癌变，这一系列变化从发病年龄段看多发生在育龄期，从发病部位看，多数发生在宫颈移行区，少数发生在远离移行区的柱状上皮下或颈管腺上皮下。在接近宫颈外口处的宫颈阴道部分，原有的鳞状上皮由于受到炎症或内分泌的影响而脱落，形成真性糜烂，然后宫颈管柱状上皮向外延伸生长而形成假性糜烂。通过储备细胞初现、增殖、增生，柱状上皮变为鳞状上皮。腺性增生的原因涉及储备细胞向柱状上皮分化的问题，有待于深入研究。

　　宫颈癌的发生主要起源于储备细胞，但也发生于固有的鳞状细胞区域。杨学志等观察了 172 例早期鳞癌、原位癌及早期浸润癌，其中分布在宫颈管内的有 141 例（82.0%），宫颈管内与宫颈阴道部同时存在的有 30 例（17.4%），单独表现于宫颈阴道部的有 1 例（0.6%）。

第四节　宫颈鳞状上皮癌前病变

一、鳞状上皮非典型增生

　　Reagan 等于 1956 年提出用术语"非典型增生"来描述那些处于正常上皮和原位癌过渡阶段的组织学和细胞学异常。同年，Walters 和 Reagan 根据鳞状上皮被非典型细胞所取代的程度，将非典型增生分为轻度、中度和重度。

　　所谓宫颈鳞状上皮非典型增生指的是正常鳞状上皮至癌间过渡阶段的形态变化，这种变化有可能恢复正常，也可能由轻度向重度发展。非典型增生时，在鳞状上皮内出现不同厚度分化障碍的基底细胞，这些细胞胞核增大，变成圆形或短梭形，并有一定程度的异型性，核染色质增多，核质比呈一定程度的失调，有核分裂，同时胞核的极性排列紊乱。整个上皮尚具有一定的鳞状上皮分化能力，即大致可以分辨出在排列上有一定层次。

　　以往对非典型增生有不同的分类。1960 年，祁佩芳等提出：Ⅰ级非典型增生，非典型细胞占据鳞状上皮下 1/3；Ⅱ级非典型增生，非典型细胞占据鳞状上皮下 2/3 或达全层。

　　1967 年，Richart 等提出宫颈上皮内瘤变（cervical intraepithelial neoplasia，CIN）。CIN Ⅰ级，非典型细胞占据鳞状上皮下 1/3；CIN Ⅱ级，非典型细胞占据鳞状上皮下 2/3；CIN Ⅲ级，非典型细胞占据鳞状上皮全层，并包括原位癌。

　　对于任何个体来说，他们的生物学行为是不可预测的，有发展的可能，也有逆转的可能，所以有学者认为应将鳞状上皮内"肿瘤"改为鳞状上皮内"病变"。

　　1968 年，Hall 等提出：轻度非典型增生，非典型细胞占据鳞状上皮下范围小于 1/3；中度非典型增生，非典型细胞占据鳞状上皮下 1/3 至下 2/3；重度非典型增生，非典型细胞占据鳞状上皮下范围超过 2/3，或达全层。他们对 206 例宫颈非典型增生患者进行了随访，随访时间最短者为 1 年，最长者为 14 年。随访结果表明，轻度非典型增生中有 6 例（6.2%）发展为原位癌，中度非典型增生中有 11 例（12.9%）发展为原位癌，重度非典型增生中有 7 例（29.1%）发展为原位癌。

　　1988 年，在美国贝塞斯达（Bethesda）举行了国际细胞学工作会议，会上提出宫颈细胞学 Bethesda 报告系统（the Bethesda system for reporting cervical cytology，TBS）。这个报告系统提出了宫颈鳞状上皮低级别和高级别病变的概念，人们在实践过程中发现 CIN Ⅰ、CIN Ⅱ、CIN Ⅲ级并不是一组连续的渐进性病变，更可能是两类形态不同、程度不同、性质也不同的宫颈鳞状细胞癌前病变。低级别病变包括 HPV 感染、湿疣病变及 CIN Ⅰ级。高级别病变包括 CIN Ⅱ级、CIN Ⅲ级及原位癌。CIN Ⅰ级常由 HPV6、HPV11 型感染引起，癌变潜能低，常属自限性病变。CIN Ⅱ级、CIN Ⅲ级常由 HPV16、HPV18、HPV31、HPV35 型感染引起，癌变潜能高。低级别、高级别病变两级分类法最初用于细胞病理学，现在已扩展到组织病理学。

　　2003 年第 3 版 WHO 肿瘤病理学及遗传学分类将宫颈上皮内瘤变分为 3 级。2014 年第 4 版 WHO 女性生殖器官肿瘤分类将宫颈上皮内瘤变改为宫颈鳞状上皮内病变，建议采用 2 级分类，即低级别与高级别，并把尖锐湿疣归入低级别鳞状上皮内病变。在临床病理工作中，一般将 2 级分类与 3 级分类结合使用。

　　不同分类系统的比较见表 2-1。

表 2-1　不同分类系统的比较

名称	HPV 危险范畴	两级分类	非典型增生 - 原位癌	SIL
外生型湿疣	低危			低级别
扁平型湿疣	中危和高危			低级别
CIN Ⅰ级	低危和高危	低级别 CIN	轻度非典型增生	低级别
CIN Ⅱ级	高危	低级别 CIN	中度非典型增生	高级别
CIN Ⅲ级	高危	高级别 CIN	重度非典型增生至原位癌	高级别

二、鳞状细胞原位癌

　　鳞状细胞原位癌是指鳞状上皮细胞发生了异质性改变，单基底膜尚完整。其病理组织学表现为鳞状上皮排列完全紊乱，细胞极向完全丧失，细胞单个或呈合体细胞型分布，细胞界限不清，胞核重叠，胞质少或无，胞核圆形或椭圆形，大小不一，病理检测中核分裂象易见。原位癌的概念是 Broders 在 1932 年提出的。目前，已不单独使用这一诊断，而包括在 CIN Ⅲ级中（图 2-5），但是，在实际工作中最好注明。

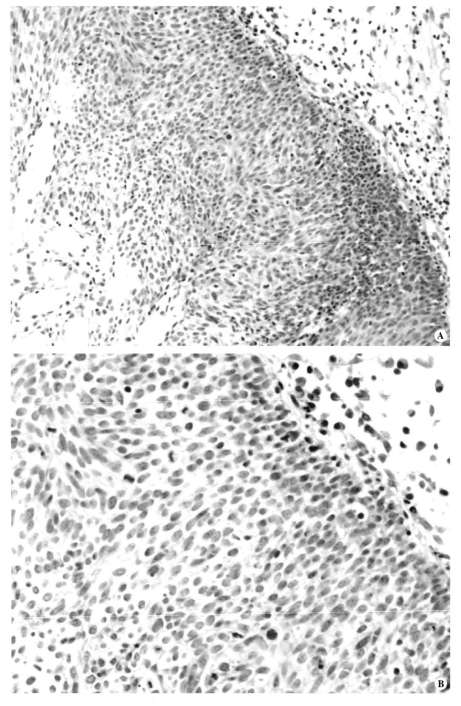

图 2-5 鳞状细胞原位癌，鳞状上皮排列完全紊乱，极向完全丧失，核分裂象易见，基底膜完整；B 图为 A 图的局部放大

三、CIN 的分级诊断标准及鉴别诊断

（一）定义

宫颈上皮内瘤变（CIN）是指鳞状上皮分化不良、核异型、核分裂象增加。低级别 CIN 大部分可自然消退，高级别 CIN 有癌变潜能，其中少数有发展为浸润癌的可能。

（二）CIN 的分级诊断标准

CIN Ⅰ级包括 HPV 感染所致的湿疣病变。同义词有低级别鳞状上皮内病变（low-grade squamous intraepithelial lesion，LSIL）、轻度非典型增生、宫颈上皮内病变Ⅰ级。组织病理学改变：①细胞密度增大，胞核增大、轻度异型，并主要位于鳞状上皮下 1/3；②表层、中层可有挖空细胞（图 2-6，图 2-7）；③核分裂少见，且仅位于下 1/3。注意假性挖空细胞的胞核未见增大。免疫组化 P16 标记，鳞状上皮下 1/3 呈阳性，Ki-67 阳性细胞主要在鳞状上皮下 1/3。假性挖空细胞有核周空晕，但胞核不增大（图 2-8）。

通过上述 CIN Ⅰ级组织病理学改变，可以解释为什么在宫颈液基细胞学检测（LCT）涂片上见到挖空细胞或表层细胞胞核大可诊断为 CIN Ⅰ级。

CIN Ⅱ级同义词有中度非典型增生、宫颈上皮内病变 2 级、部分高级别鳞状上皮内病变（HSIL）。组织病理学改变：①细胞密度增大，胞核或大或小，胞核的异型性较 CIN Ⅰ级更为明显，并主要位于鳞状上皮下 2/3；②核分裂也主要位于鳞状上皮下 2/3；③表层也可有挖空细胞。免疫组化 P16 标记，鳞状上皮下 2/3 呈阳性。Ki-67 阳性细胞主要在鳞状上皮下 2/3（图 2-9）。

CIN Ⅲ级包括重度非典型增生及原位癌，同义词为宫颈上皮内病变 3 级。组织病理学改变：①细胞密度增大，胞核的异型性较 CIN Ⅱ级更为明显，见于鳞状上皮的大部分或所有层面；②核分裂多见，并见于上皮全层；③病理检测中核分裂象更常见；④原位癌时，上皮全层不成熟，细胞密度不一定增大，但细胞重度异型，大小不一，病理检测中核分裂象多见。免疫组化 P16 标记，鳞状上皮下细胞 1/3 至全层呈阳性，Ki-67 标记细胞也是全层阳性（图 2-10）。

宫颈活检与子宫切除或宫颈锥切的病理检测结果不完全一致。例如，西北妇女儿童医院病理科 2012 年报道，术前活检诊断为宫颈中 - 重度鳞状上皮非典型增生（CIN Ⅱ～Ⅲ级，未达到原位癌）22 例，其中 1 例子宫切除后病理诊断为原位癌；术前活检诊断为原位癌 4 例，子宫切除后 1 例找到 CIN Ⅱ～Ⅲ级、1 例找到 CIN Ⅰ级、2 例找到原位癌。

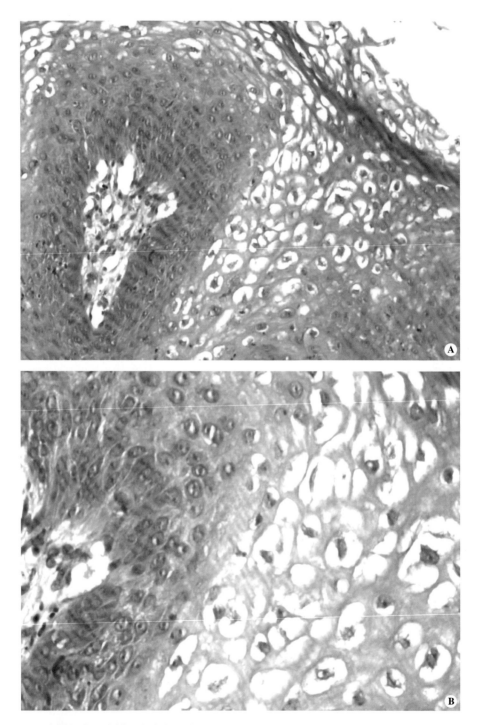

图 2-6　尖锐湿疣，尖锐湿疣乳头状增生的鳞状上皮表层见挖空细胞；B 图为 A 图的局部放大

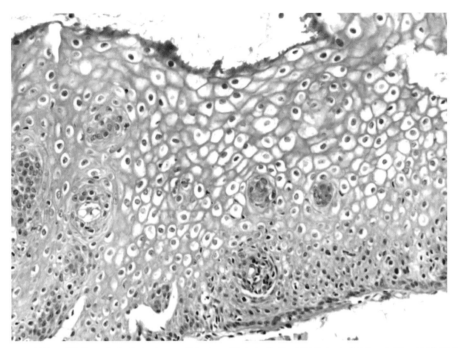

图 2-7 低级别鳞状上皮内病变（CIN I 级），挖空细胞位于鳞状上皮表层、中层，胞核增大，核周有空晕

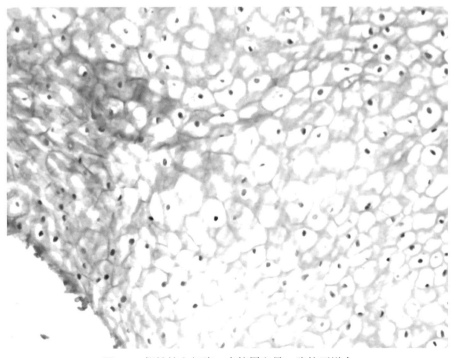

图 2-8 假性挖空细胞，有核周空晕，胞核不增大

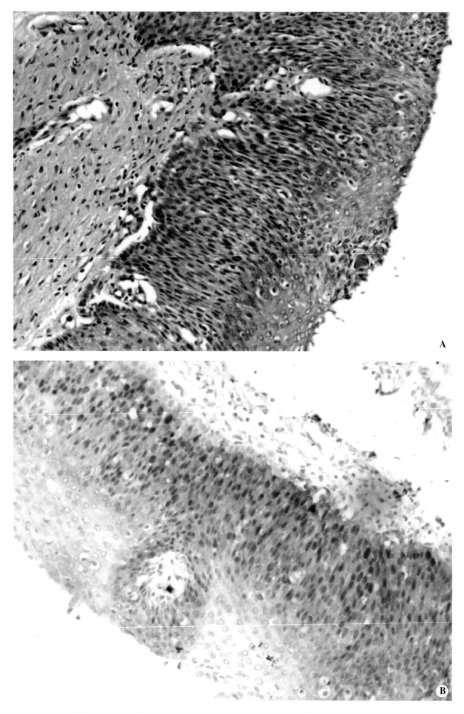

图 2-9　低级别鳞状上皮内病变（CIN Ⅱ级）（A），非典型增生细胞位于鳞状上皮下 2/3；
免疫组化 P16 标记（B），鳞状上皮下 2/3 呈阳性

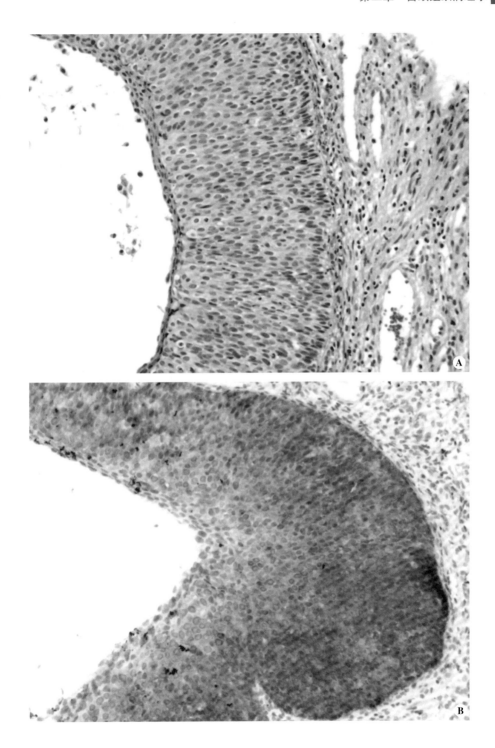

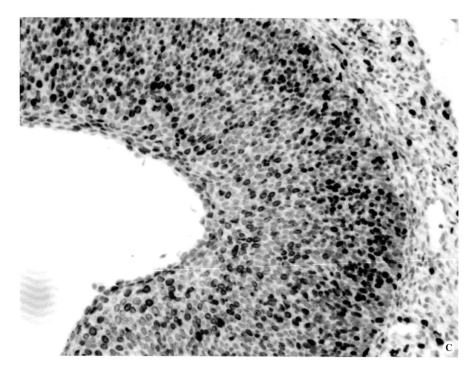

图 2-10　高级别鳞状上皮内病变（CIN Ⅲ级）（A），非典型增生细胞位于鳞状上皮大部分或全层；高级别鳞状上皮内病变（CIN Ⅲ级）（B），免疫组化 P16 标记大部分阳性；高级别鳞状上皮内病变（CIN Ⅲ级）（C），免疫组化 Ki-67 染色，大部分或全层鳞状上皮呈阳性

此外，诊断工作中经常遇到 CIN 累及腺体的问题，实际上是腺体鳞状上皮化生过程中受到 HPV 感染形成了 CIN，其各级别均可发生（图 2-11）。

病理组织学诊断 CIN 的依据是鳞状上皮细胞核异常、核分裂及分化，诊断具体依据见表 2-2。

表 2-2　CIN 组织学诊断依据

核异常	核浆比升高，多形性增多，细胞极性消失
核分裂	数量增多，位置上移，病理检测中出现核分裂象
分化	分化降低，分化性上皮减少

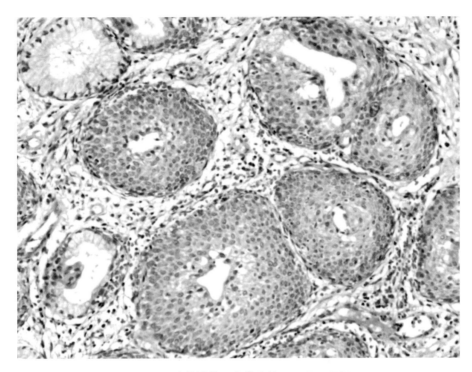

图 2-11　腺体鳞状上皮化生伴 CIN Ⅱ～Ⅲ级

（三）鉴别诊断

1. 非典型未成熟性鳞状上皮化生　表面可能保留部分柱状上皮，化生细胞类似鳞状上皮呈多边形，胞核大小不一致，仍有极性，染色较深，一般不出现核分裂象。其免疫组化标记呈 CK17 阳性、P16 阴性、P63 阴性，而 CIN Ⅲ级呈 CK17 阴性、P16 阳性、P63 阳性。

2. 基底细胞增生　基底细胞由 1 层增加到 2～3 层或 3～4 层，可能与炎症刺激或雌激素增强有关。免疫组化标记 P16 呈阴性。

3. 鳞状上皮出现假性挖空细胞　在鳞状上皮表层、中层出现核周空晕，但胞核不增大，染色质未增加，不出现双核，可能与炎症（水肿）或糖原溶解有关。免疫组化标记 P16 呈阴性。鳞状上皮炎症反应性增生时，鳞状上皮下 1/3 或下 2/3 的细胞密度增大，胞核也略有增大，或细胞呈梭形，与基底膜垂直排列。可根据以下三方面衡量，以确定是否为 CIN：①核质比增大，并且核多形性增加；②核分裂数增多，出现异常核分裂；③细胞分化降低。如果不具备这些条件，同时免疫组化标记 P16 呈阴性、Ki-67 指数低，就可以认为是鳞状上皮炎症反应性增生。此病变包括鳞状上皮修复性增生。

4. 萎缩的鳞状上皮　绝经期、产后等导致雌激素水平降低时，宫颈鳞状上皮变薄，剩下基底层、基底旁层、部分中层。萎缩的鳞状细胞胞核染色质细腻、分布均匀，有核肥大、核固缩、核碎裂，没有核分裂。免疫组化标记 P16 呈阴性，Ki-67 指数低。

四、点　评

CIN 的诊断一定要慎重，因为很多病变并不是 CIN，如非典型未成熟性鳞状上皮化生、移行上皮化生、鳞状上皮炎症反应性增生、萎缩的鳞状上皮等，应避免过度诊断，当然也要避免诊断不足。当诊断比较困难或 CIN 分级比较困难时，可以做免疫组化标记 P16、Ki-67、CK17 等加以鉴别。

第五节　宫颈上皮化生

一、化生的定义

已分化成熟的组织，为适应生活环境的改变或受到理化的刺激，在形态和功能上完全变为同一胚层的另一种组织，此过程称为化生。比较常见的化生有柱状上皮化生为鳞状上皮和结缔组织化生为骨组织。

二、鳞状上皮化生

（一）概念

鳞状上皮化生（简称鳞化）发生在宫颈管及移行区，包括宫颈管表面腺上皮和间质中的腺体，其发生细胞是柱状上皮下的储备细胞。储备细胞具有双向分化功能，既可向柱状上皮细胞分化，也可在获得信号时向鳞状细胞分化。发生鳞状上皮化生的具体原因尚不十分清楚，可能与炎症反应有关。

（二）鳞状上皮化生的类型

1. 成熟性鳞状上皮化生　此种鳞化的上皮比较厚，可以区分出表、中、底层，有时在鳞状上皮表面可见黏液柱状上皮残留（图 2-12）。可发生广泛性鳞状上皮化生，即腺体大范围发生鳞化，这时腺体的柱状上皮已消失，看到的是多个圆形或类圆形细胞巢。

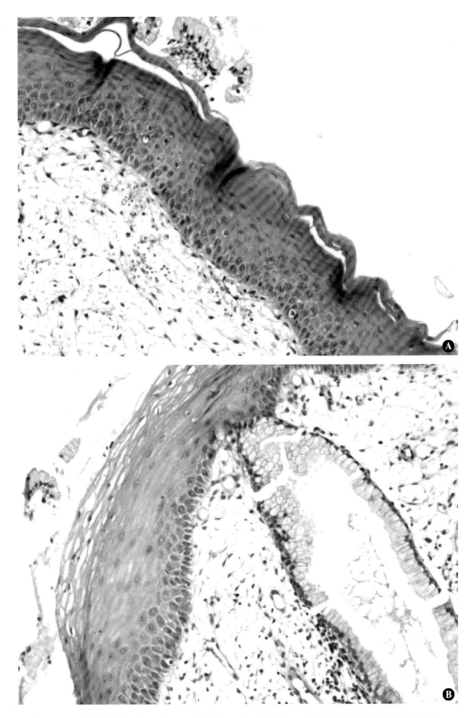

图 2-12 成熟性鳞状上皮化生，鳞状上皮分层清晰，表面可见黏液柱状上皮残留；
B 图为 A 图切片的另一视野，表面可见黏液柱状上皮残留

2. 未成熟性鳞状上皮化生　此种鳞化的上皮比较薄，上皮层次较少，细胞较大，呈多边形，胞核较大、圆形或不规则，有的胞核染色较深，有时在表面可看到黏液柱状上皮细胞（图 2-13），免疫组化标记 P17 呈阳性、P16 呈阴性。所谓重度鳞状细胞化生指宫颈多个腺体，包括深部的分支，出现成团的不成熟鳞化细胞，有时在其中间可见被挤压残留的腺体。不成熟鳞状细胞团周围可见大量炎症细胞。

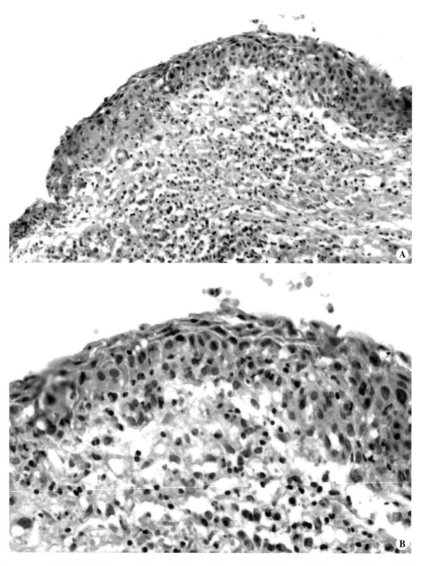

图 2-13　未成熟性鳞状上皮化生，鳞状上皮薄，分层不清，细胞较大，胞核不规则；B 图为 A 图的局部放大

三、移行上皮化生

移行上皮化生可发生在宫颈管、移行区、宫颈阴道部，也可发生在阴道。组织学特点是形成与泌尿道相似的移行上皮。上皮细胞呈比较一致的椭圆形，排列较拥挤，极向与基底膜垂直，胞核有明显的核沟，核分裂少见。免疫组化标记 CK13、CK17、CK18 均呈阳性，P16 呈阴性。

四、子宫内膜样上皮化生

子宫内膜样上皮化生由宫颈管黏液柱状上皮转化而来，多数与输卵管上皮化生同时存在，但要排除宫颈的子宫内膜异位，异位的子宫内膜与周围组织结构不协调。

五、输卵管上皮化生

输卵管上皮化生也由宫颈管黏液柱状上皮转化而来，常与子宫内膜样上皮化生共存，即部分区域为输卵管上皮化生，部分区域为子宫内膜样上皮化生。

第六节 宫颈鳞状上皮病变

一、宫颈湿疣

湿疣是一种人乳头瘤病毒（HPV）感染所致性传播疾病。宫颈湿疣与宫颈癌有着密切关系，HPV 感染及其他致病因子的协同作用可使宫颈鳞状上皮发生癌变。

（一）尖锐湿疣（外生型湿疣）

1.定义 以含有纤维血管轴心和被覆鳞状上皮的乳头状结构为特征，并且鳞状上皮有 HPV 感染表现，一般有挖空细胞形成。

2.病因学 外生型湿疣与 HPV6、HPV11 型感染明显相关。

3. 症状 发生在宫颈，一般无症状；如果发生在外阴或阴道，可引起瘙痒或异物感。

4. 临床检查 早期呈鳞红色小丘疹，以后逐渐形成表面粗糙不平的灰白色扁平丘疹，可融合成灰白色斑块占据部分或整个宫颈，伴白带增多，可有疼痛或性交痛，妊娠期明显增大。外阴、阴道、尿道口、肛门周围的尖锐湿疣通常比较典型，初起时为红色小丘疹，逐渐增至米粒大小，柔软，数量逐渐增多，表面凹凸不平，呈现乳头状、菜花状、鸡冠状或颗粒状，其底部有蒂，与皮肤或黏膜相连，表面有少许渗出液，呈白色、灰白色或污灰色，有出血时呈红色。

5. 镜下检查 鳞状上皮呈乳头状增生，表面呈程度不等的角化过度及角化不全。鳞状上皮表层、中层常可见到灶性或片状分布的挖空细胞，但在早期病变中一般无挖空细胞。真皮浅层有数量不等的浆细胞、淋巴细胞浸润，血管、淋巴管有扩张（图 2-14）。免疫组化标记 P16 呈阳性。

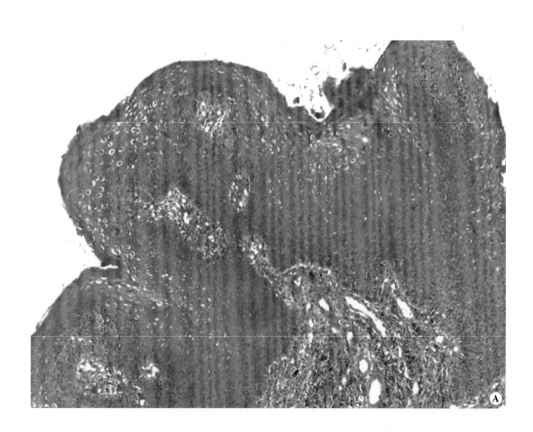

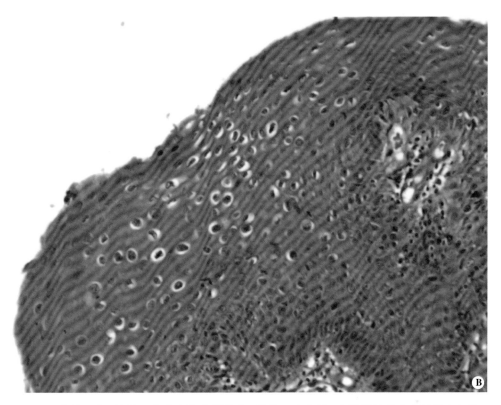

图 2-14 尖锐湿疣，鳞状上皮乳头状瘤样增生，鳞状上皮表层、中层见片状分布的挖空细胞；B 图为 A 图的局部放大

（二）扁平型湿疣

1. 定义 表面被覆平坦鳞状上皮，鳞状上皮有 HPV 感染表现，伴有挖空细胞改变。

2. 病因学 与中危型和高危型 HPV 感染有关。

3. 症状 一般无症状。

4. 临床检查 宫颈光滑。

5. 镜下检查 平坦的鳞状上皮表面呈不同程度不全角化及过度角化，鳞状上皮表层、中层有挖空细胞，胞核增大，呈轻 - 中度异型，伴或不伴有轻度非典型增生（图 2-15）。免疫组化标记 P16 呈阳性。

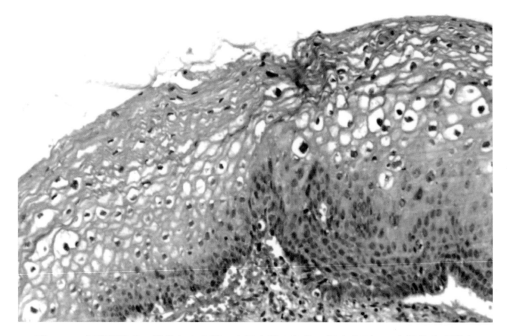

图 2-15 扁平型湿疣，鳞状上皮表层、中层有挖空细胞，图中左下 1/3 未见非典型增生

（三）内生型湿疣

1. 定义 宫颈腺上皮发生鳞状上皮化生，有 HPV 感染表现，伴有挖空细胞改变。

2. 病因学 与中危型及高危型 HPV 感染有关。

3. 症状 一般无症状。

4. 临床检查 宫颈光滑。

5. 镜下检查 表面鳞状上皮平坦，而间质中的腺体鳞化，同时伴有挖空细胞形成（图 2-16）。免疫组化标记 P16 呈阳性。

二、乳头状未成熟性鳞化

1. 定义 表面形成以纤维血管为轴心的乳头，呈丝状突起。

2. 病因学 与 HPV6 或 HPV11 型感染相关。

3. 症状 一般无症状。

4. 肉眼检查 在宫颈移行区，呈多个丝状突起乳头。

5. 镜下检查 被覆乳头的未成熟鳞状上皮细胞稍密集，胞核无异型性或轻度异型，核质比略增加，偶见核分裂象。免疫组化标记 P16 呈阳性（图 2-17）。

6. 治疗原则 与尖锐湿疣相同。

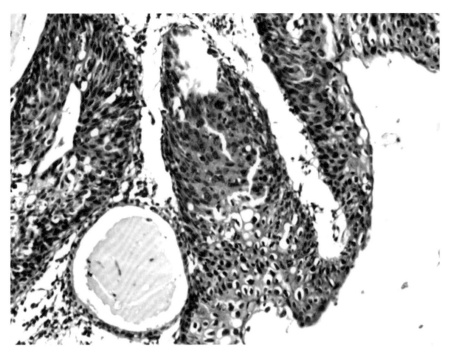

图 2-16 内生型湿疣，腺体鳞化，伴挖空细胞形成

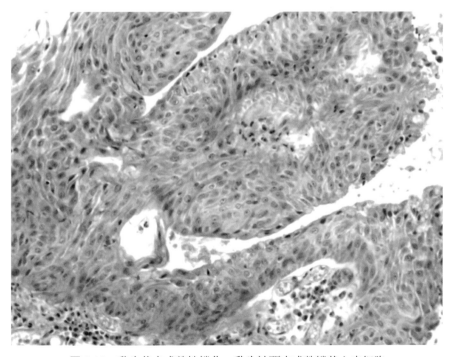

图 2-17 乳头状未成熟性鳞化，乳头被覆未成熟鳞状上皮细胞

三、鳞状上皮乳头状瘤

1. 定义　鳞状上皮形态正常，形成多个乳头相互分离的结构，乳头内有纤维血管轴心。

2. 症状　一般无症状。

3. 肉眼检查　发生在宫颈外口和鳞柱交界部位，可见多个分离的乳头状物。

4. 镜下检查　乳头单个分离，纤维血管轴心表面的鳞状上皮成熟，无异型性及挖空细胞形成。多数鳞状上皮乳头状病变是由 HPV 感染引起的尖锐湿疣或原位乳头状鳞状细胞癌，真正的鳞状上皮乳头状瘤比较少见（图 2-18）。免疫组化标记 P16 呈阴性。

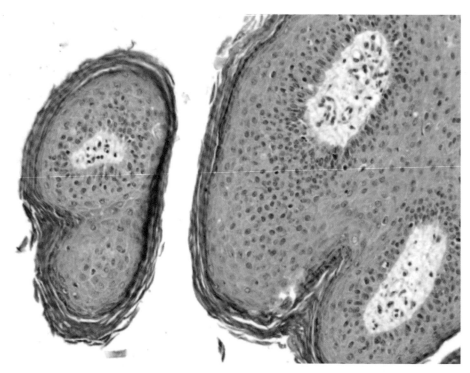

图 2-18　鳞状上皮乳头状瘤，乳头内有纤维血管轴心，表面的鳞状上皮成熟

第七节　宫颈鳞状细胞癌

宫颈癌是一种严重威胁女性健康的恶性肿瘤。据统计，在世界范围内，宫颈

癌发病率仅次于乳腺癌，位于女性恶性肿瘤的第 2 位。宫颈癌中，鳞状细胞癌（squamous cell carcinoma，SCC）占 90% 以上。近年来，由于筛查制度的建立，以及诊断、治疗水平的进步，宫颈浸润癌的发病率及病死率已经呈明显下降趋势，然而，在我国的中西部欠发达地区，其发病率却居高不下，病死率也远高于世界平均水平。

经过多年的研究和努力，宫颈癌防治取得了三项重大突破性进展。首先是在宫颈癌的病因学上，明确了高危型 HPV 感染是宫颈癌发生的必要条件；其次是在筛查方法上有了很大的改进，薄层液基细胞学的推出及检测 HPV DNA 的新技术，显著提高了筛查的阳性率，合理应用上述筛查方法，可发现98% 的早期病变；最后也是最有里程碑意义的突破——预防性疫苗获得成功并已批准上市，这也是人类历史上首个预防癌症的疫苗。由于上述三大突破，宫颈癌将有可能成为人类通过注射疫苗、筛查和早诊早治来消除的第一种恶性肿瘤。

一、病因学与流行病学

几乎所有的宫颈癌病例（99%）都与生殖器官的 HPV 感染有关。HPV 感染普遍存在，4% ～ 20% 的正常人有感染，终身积累的感染概率可达 60% ～ 70%。感染的高峰年龄是 16 ～ 20 岁。这种感染可能是一过性的，大部分女性在感染后的8 ～ 10 个月可自行消除，但有 5% ～ 10% 的 35 岁以上女性不能自行清除 HPV，形成持续性 HPV 感染。这些持续性 HPV 感染的女性有更高发生宫颈癌前病变的风险。宫颈癌的好发年龄为 40 ～ 55 岁，一般早于子宫内膜癌 10 年左右发病。

二、危 险 因 素

（一）初次性交年龄

初次性交年龄偏低是宫颈癌及癌前病变发生的重要危险因素，这是因为青春期宫颈上皮发育尚未成熟，抗病毒能力较差，易受病毒的攻击而被感染，感染后机体的免疫系统也不能有效对抗病毒（如 HPV）。结婚年龄和第 1 次妊娠的年龄也与宫颈癌发生的危险因素有关，而两者都可能与初次性交年龄相关。

（二）性伴侣的数量

流行病学研究表明，有 2 个以上性伴侣的女性发生宫颈癌的危险是正常已婚女性的 4 ～ 6 倍。有多次婚姻经历的人群也比一般人群宫颈癌发病率高。

（三）口服避孕药

口服避孕药有很多不确定因素，如避孕药的种类、服药后性行为改变等，两者的关系仍有一定的争议。

（四）吸烟

吸烟可增加发生宫颈癌的概率，因为吸烟会降低身体免疫力而使宫颈癌细胞加速发展，同时吸烟本身产生的一些有害物质可能导致宫颈癌细胞的发展。

三、临床特点

早期浸润癌一般无症状。当肿瘤生长出现外生性肿物时，最常见的两个症状是阴道肿块和排液。临床检查宫颈癌可表现为红色、质脆、外生性或溃疡性病变。晚期病变表现为直肠或阴道触诊可发现宫旁质硬结节。

浸润性鳞状细胞癌占宫颈癌的 75%～80%，浸润性腺癌占宫颈癌的 20%～25%。

四、浅表浸润性鳞状细胞癌

（一）定义

浅表浸润性鳞状细胞癌（superficially invasive squamous cell carcinoma，SISCC）是一种发生早期间质浸润的鳞状细胞癌，其浸润程度无精确定义，发生局部淋巴结转移的可能性小。

（二）组织病理学

癌组织穿过基底膜进入间质，浸润深度＜3mm，宽度＜7mm。浅表浸润灶的极性丧失，细胞成熟（指癌细胞的分化好）。边缘不整或为扇贝状，周围纤维组织增生（注意鳞化腺体周围有时也可出现）（图 2-19，图 2-20）。

浸润深度采用显微镜测微尺检测。当浸润病灶从宫颈黏膜表层发生 CIN 时，测量 CIN 的基底膜与实际浸润病灶最深处之间的垂直距离；当浸润病灶从累及腺体发生 CIN 时，测量浸润病灶最深处与病变腺体基底膜之间的距离。浸润宽度的测量比较复杂，单个病灶从一侧测量到另一侧即可，多个病灶分别测量后相累加，但累及腺体的测量包括间质在内。当多张切片上出现浅表浸润时，应分别测每张切片，宽度应相加，包括间质。一般 3 张或 3 张以上切片有浅表浸润时，宽度多超过 7mm。宫颈锥切标本要仔细检查切缘。子宫切除标本在宫颈连续取材时，组织块尽量取大一些。

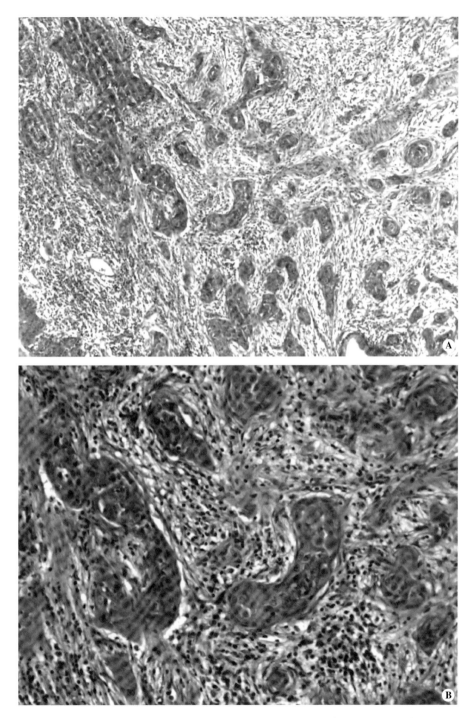

图 2-19　浅表浸润性鳞状细胞癌，浅表浸润灶明显不规则，大小相差很大；
B 图为 A 图的局部放大

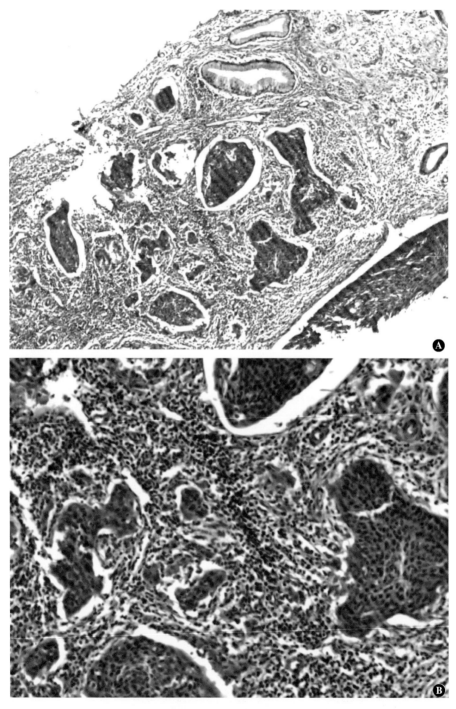

图 2-20　浅表浸润性鳞状细胞癌，浅表浸润灶明显不规则，大小相差很大；
B 图为 A 图的局部放大

（三）鉴别诊断

1. 炎症病变　有时明显的炎症细胞浸润使得鳞状上皮或鳞化腺体的基底膜模糊不清，很像微小浸润，形成假性浸润，但此时鳞状上皮的异质性不甚明显，周围间质缺乏结缔组织增生反应。另外，一些慢性炎性病变可以导致鳞状上皮增生或腺体鳞化，且黏膜内有明显的炎症细胞浸润。

2. CIN Ⅲ 级累及腺体　此类病变很易被误诊，特别是在累及的腺体不规则时。CIN Ⅲ 级累及的腺体实性细胞巢边缘光滑，周围缺乏或者有间质纤维组织增生反应，腺体实性细胞巢缺乏浸润癌细胞的特质性表现。

3. 活检或锥切后的改变　宫颈活检或锥切后，可以将一些上皮带入间质中，甚至使这些细胞出现一定的异型，很容易被误诊。但仔细观察可发现，这些病变缺乏浸润癌细胞的特质性，其周围间质缺乏纤维组织增生反应。

总之，浅表浸润性鳞状细胞癌的诊断是个难点，必须谨慎小心，以防止过度诊断或诊断不足。

五、浸润性鳞状细胞癌

（一）定义

由不同分化程度的鳞状上皮细胞构成的浸润癌称为浸润性鳞状细胞癌。

（二）大体所见

鳞状细胞癌以外生型生长为主，呈乳头状或息肉状突出于宫颈表面；也可以内生型生长为主，向表面生长的成分较少。

（三）组织病理学

按传统三级分类法可将浸润性鳞状细胞癌分为高分化型、中分化型和低分化型。宫颈浸润性鳞状细胞癌中大约 60% 为中分化型，高分化型和低分化型的比例大致相等。高分化型有角化珠形成，中分化型为非角化大细胞，低分化型为非角化小细胞。为避免在分类上和小细胞癌造成混淆，推荐使用角化型和非角化型二级分类法。肿瘤细胞浸润灶之间的宫颈间质内常有以淋巴细胞和浆细胞为主的各种细胞浸润，偶尔可见到间质明显的嗜酸细胞反应或异物巨细胞反应。

1. 角化型 指传统三级分类法中的高分化型。此型肿瘤含有角化珠，角化珠由环形排列的鳞状上皮漩涡构成，中心为角化物质，常见细胞间桥。肿瘤细胞较大，胞核一般较大而深染，核异型性不太明显，染色质粗糙，分裂象少（图2-21，图2-22）。

2. 非角化型 指传统三级分类法中的中分化型和低分化型。肿瘤细胞由多角形鳞状上皮细胞构成，可有单个细胞角化，但无角化珠。非角化型肿瘤细胞和其胞核的异型性比角化型更明显，分裂象一般更多见（图2-23，图2-24）。

在病理检查中注意报告以下内容：淋巴结转移情况、肿瘤分化程度、脉管癌栓侵犯程度、宫旁和阴道切缘是否受累、子宫体侵犯程度等。这些内容将影响临床分期。

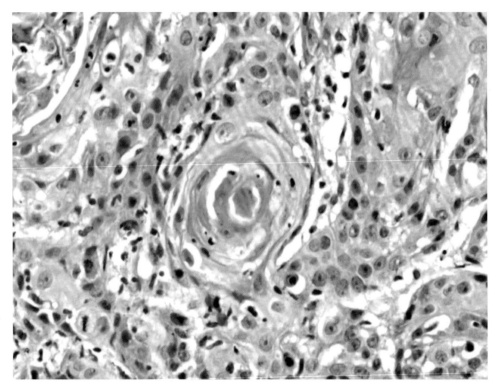

图2-21 角化型浸润性鳞状细胞癌，肿瘤细胞较大，核异型性不太明显，中央为角化珠

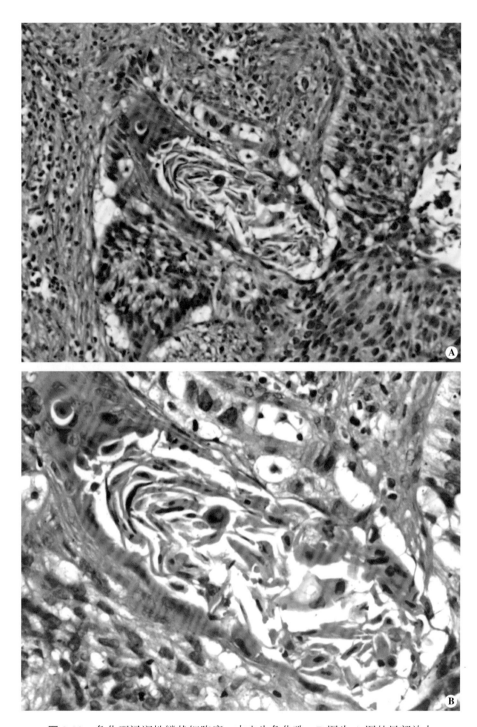

图 2-22 角化型浸润性鳞状细胞癌，中央为角化珠；B 图为 A 图的局部放大

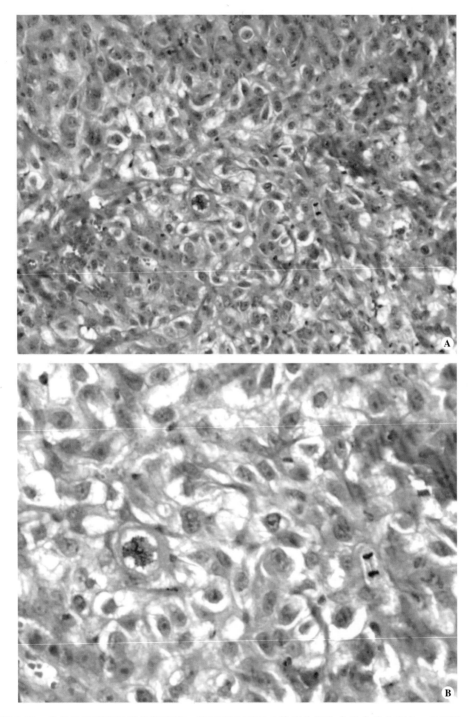

图 2-23　非角化型浸润性鳞状细胞癌，核异型性明显（传统分类法中的中分化型）；B 图为 A
　　　　　　图的局部放大

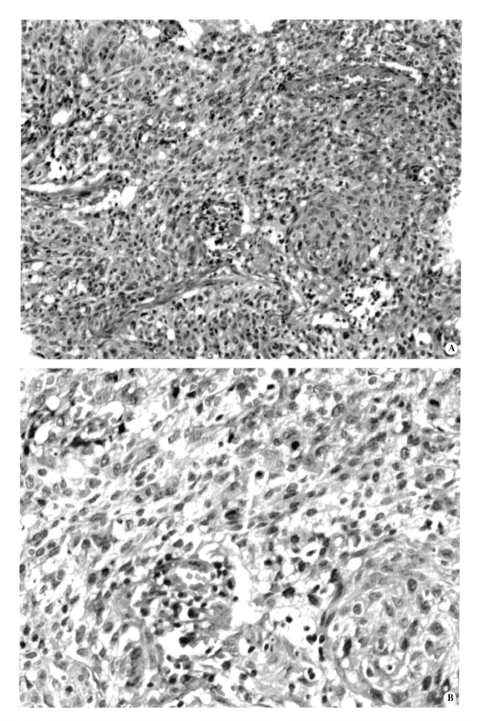

图 2-24 非角化型浸润性鳞状细胞癌，肿瘤细胞较小，核异型性明显（传统分类法中的低分化型）；B 图为 A 图的局部放大

六、少见组织类型

（一）基底细胞样鳞状细胞癌

基底细胞样鳞状细胞癌由不成熟的基底细胞型鳞状上皮细胞巢构成，胞质少，非常类似宫颈原位鳞状细胞癌的肿瘤细胞。细胞巢中心可有一定程度角化现象，但很少有角化珠。发生在外阴的此类肿瘤常与 HPV 感染有关，主要为 HPV16 型感染。免疫组化标记 P16 常呈阳性。

（二）疣状鳞状细胞癌

疣状鳞状细胞癌（以下简称疣状癌）是一种高分化鳞状细胞癌，表面高度角化亢进，起伏不平、疣状，并且上皮脚呈杵状浸润下方间质，边缘推进性生长。与鳞状细胞癌有所不同，疣状癌肿瘤细胞胞质丰富，核异型性小（图 2-25）。切除后易局部复发，但不转移。与尖锐湿疣的不同之处是乳头宽，无纤维血管轴心或不明显，无挖空细胞形成。免疫组化标记 P16 呈阴性。

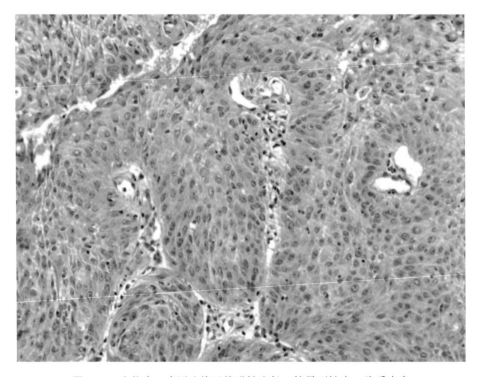

图 2-25 疣状癌，癌团边缘呈推进性生长，核异型性小，胞质丰富

（三）湿疣状鳞状细胞癌

湿疣状鳞状细胞癌（以下简称湿疣状癌）指表面呈湿疣状，肿瘤细胞有 HPV 感染特点的鳞状细胞癌，可检测到高危型 HPV DNA，有挖空细胞（图 2-26）。

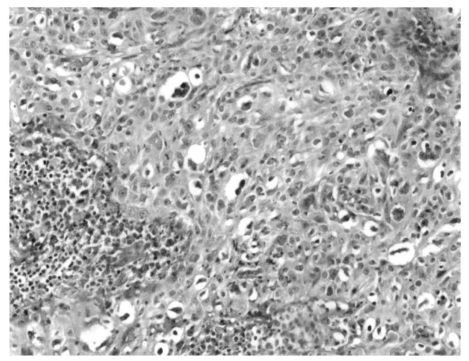

图 2-26　湿疣状癌，癌巢中有挖空细胞，其核异型性显著，核分裂象易见

湿疣状癌与宫颈湿疣性病变（如宫颈尖锐湿疣）相似。癌组织呈巢状分布，有明显的挖空细胞，核异型性显著，染色较深，病理检测中核分裂象易见，间质消失。在癌组织下方有大量免疫细胞，如淋巴细胞、浆细胞。

湿疣状癌需与尖锐湿疣鉴别：尖锐湿疣呈乳头状生长，鳞状上皮表、中层有挖空细胞，但其核异型性一般不太明显，病理检测中核分裂象偶见。尖锐湿疣由 HPV6、HPV11 型感染引起，湿疣状癌由 HPV16 型感染引起。湿疣状癌免疫组化标记 P16 常呈阳性。

（四）乳头状鳞状细胞癌

乳头状鳞状细胞癌（以下简称乳头状癌）肿瘤浅层由乳头构成，乳头或粗或细，具有纤维血管轴心，其周围被覆鳞状上皮，上皮呈高级别非典型增生（CIN Ⅱ ～ Ⅲ级）。注意将其与鳞状上皮乳头状增生相鉴别，后者缺乏纤维血管轴心；也要与鳞化腺体的 CIN Ⅲ级相鉴别，CIN Ⅲ级有时中心形成空隙，但缺乏纤维血管性轴心。如果外生性乳头或鳞化腺体呈 CIN Ⅲ 级，中心有纤维血管轴心，但未见明显的浸润性病变，则可诊断为乳头状鳞状上皮或鳞化腺体原位癌，不除外浸润。值得注意的是，乳头状癌往往在深部分化呈鳞状细胞浸润癌，如角化型或非角化型鳞状细胞癌（图 2-27）。免疫组化标记 P16 常呈阳性。

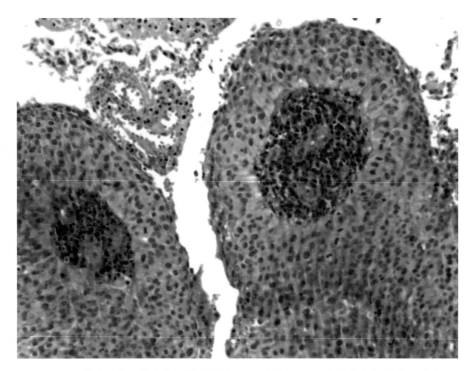

图 2-27　乳头状癌，乳头有纤维血管轴心，其周围鳞状上皮呈高级别非典型增生

（五）梭形鳞状细胞癌

癌细胞呈梭形，束状排列，纵横交错，属于分化差的鳞状细胞癌。免疫组化标记 CK（−）、P63（+）有助于诊断（图 2-28）。

（六）淋巴上皮样癌

组织学上，宫颈淋巴上皮样癌与鼻咽癌淋巴上皮瘤样癌非常相似。肿瘤细胞巢界限不清，由未分化细胞构成，背景有密集淋巴细胞浸润。肿瘤细胞有一致性的空泡状核，核仁明显，胞质中等量，微嗜酸。细胞界限不清，常聚集呈合体细胞群样。免疫组化显示肿瘤细胞 CK 阳性，大部分 T 淋巴细胞标志物阳性。肿瘤内明显的慢性炎症细胞反应提示细胞介导的免疫反应。有些证据提示，宫颈淋巴上皮样癌可能预后较好。

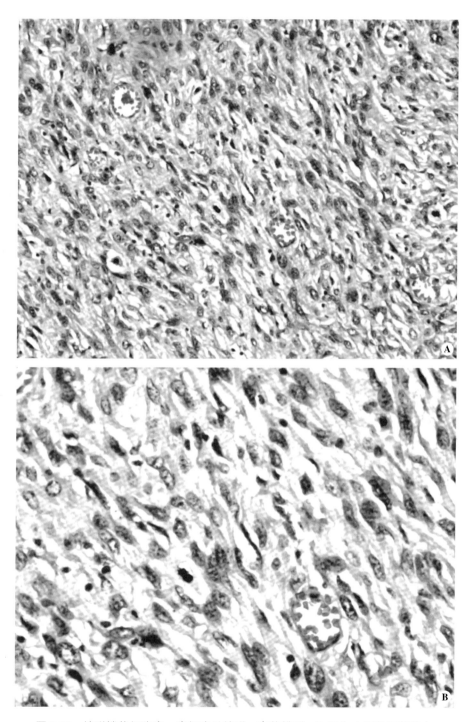

图 2-28　梭形鳞状细胞癌，癌细胞呈梭形，束状排列；B 图为 A 图的局部放大

（七）小细胞癌

见本章第九节神经内分泌癌。

<h1 style="text-align:center">七、点　评</h1>

凡与 HPV 感染有关的宫颈鳞状细胞癌一般都可以表达 P16，另外，P21 在角化型及非角化型肿瘤中也可以表达。浸润性鳞状细胞癌的诊断不太困难，但浅表浸润性鳞状细胞癌有时难以确定，需要与炎症病变、CIN Ⅲ 级累及腺体、活检或锥切后在间质形成的鳞状细胞岛等相鉴别，避免过度诊断或诊断不足。对浅表浸润性鳞状细胞癌应注意细胞的特质性和周围间质的纤维组织反应，但这都不是绝对的，需要反复进行比较。乳头状鳞状细胞癌的诊断容易被忽视，往往诊断为角化型或非角化型浸润性鳞状细胞癌，需加以注意。

<h1 style="text-align:center">第八节　宫颈腺上皮癌前病变与浸润性腺癌</h1>

宫颈癌是妇科最常见的恶性肿瘤之一，每年世界范围内约有 50 多万的新增病例。随着整体医疗水平的提高，宫颈癌的总体发病率及病死率虽有所下降，但近年来宫颈腺癌发病率呈相对上升趋势，尤其是在中、青年妇女中。

<h2 style="text-align:center">一、宫颈腺癌的病因</h2>

已有流行病学和基础研究提示，多种因素参与了宫颈腺癌的发生、发展。宫颈腺癌和宫颈鳞癌有很多相似的危险因素，但相关程度却有所不同。①产次：尽管有研究发现产次与宫颈腺癌相关性较弱，但仍有研究表明，多产也是宫颈腺癌的相对危险因素。②肥胖：与宫颈鳞癌相比，肥胖与宫颈腺癌具有更强的相关性，且与子宫内膜癌具有同样的相关性。③吸烟：研究表明，吸烟与宫颈鳞癌的发生存在较强的相关性，且与每天吸烟的支数及开始吸烟的年龄密切相关。但有关宫颈癌流行病学的一项国际合作项目研究却显示，对于目前吸烟和既往吸烟者患宫颈腺癌的相对危险度分别为 0.89（95%CI：0.74～1.06）和 0.89（95%CI：0.72～1.10），提示宫颈腺癌与吸烟并无明显相关性。④口服避孕药：多年以来，学者们广泛认为宫颈腺癌的发生与使用口服避孕药有关。最新的包括 12 531 例宫颈癌患者的大样本回顾性分析再次证实，在口服

避孕药的妇女中，随着口服避孕药持续时间的延长，妇女患宫颈癌的相对危险度增加，但宫颈鳞癌和宫颈腺癌之间并不存在差异。⑤性伴侣数量越多、初次性交及妊娠年龄小等均增加患宫颈腺癌的相对危险度。⑥ HPV 感染：HPV 是一种微小的 DNA 病毒，其分子为高度螺旋化的双链环状，由大约 8000bp 组成，可编码 E1、E2、E4、E5、E6、E7 等病毒蛋白。迄今为止，世界上已发现的 HPV 型别有 200 余种，其中 20 余种已证实与宫颈肿瘤相关。目前研究证实，高危型 HPV 如 HPV16、HPV18 型在宫颈癌的检出率明显高于其他类型。当 HPV16、HPV18 型感染宫颈时，可将自身 DNA 整合到宿主细胞基因组中，进入宿主细胞基因组中的病毒 DNA 上含有完整的 E6、E7 癌基因，其表达的 E6、E7 原癌蛋白能使宿主细胞中原癌基因激活、抑癌基因失活，从而影响相关蛋白表达，导致细胞增殖失控，细胞凋亡异常，破坏正常细胞周期调控，使宫颈上皮发生恶性转化。宫颈鳞状上皮病变与 HPV 感染之间的密切关系已经得到认同，其中 HPV16 型是高级别 CIN 及鳞状细胞癌最常见的 HPV DNA 类型。随着宫颈腺癌发病率的增加，HPV 与宫颈腺癌关系也越来越受到关注。宫颈腺癌可能具有与鳞状细胞癌相似的发病机制。应用敏感的聚合酶链反应（PCR）技术可以在超过 80% 的宫颈腺癌及腺鳞癌中检测到 HPV16、HPV18、HPV31 型 DNA。研究显示，70% 的宫颈原位腺癌、64% 的微浸润腺癌及 40% 的宫颈浸润性腺癌中可以检测到 HPV DNA，其主要类型为 HPV18 型 DNA，其次为 HPV16 型 DNA。该项研究还发现，在所有 HPV DNA 阳性的浸润性腺癌中含有与原位腺癌中相同类型的 HPV DNA，表明原位腺癌是宫颈浸润腺癌的前期病变，但有关宫颈腺体异型增生中 HPV DNA 的类型还有待研究。宫颈原位腺癌及微浸润腺癌中通常有 CIN Ⅱ、CIN Ⅲ 级，而且大约 89% 的 CIN 中所含有的 HPV DNA 类型与腺性病变中所含有的 HPV DNA 类型相同，表明与腺癌共存的 CIN 可能来自腺体的化生，或来自储备细胞的双向分化。只有极少数组织类型的宫颈腺癌与 HPV 感染无关，如透明细胞癌、浆液性癌及中肾管癌。宫颈腺癌中，HPV16、HPV18、HPV45 型的检出率最高，其中 HPV18 型最多。这 3 种亚型感染所致腺癌患者的中位年龄为 42 ～ 44 岁，较其他高危型 HPV 感染所致腺癌的中位年龄提前 10 ～ 20 岁。

二、宫颈高级别腺上皮内病变

腺上皮内病变传统分类是依据腺体异型增生的概念，分为低级别腺体异型增生（low-grade cervical glandular intraepithelial dysplasia，LG-CGIN）和高级别腺体异型增生（high-grade cervical glandular intraepithelial dysplasia，HG-CGIN）。低级别腺体异型增生表现为腺腔内腺上皮细胞簇集，有结缔组织中轴，腺体形状异常，上皮细胞胞核增大并变长和深染，有假复层外观，一般无核分裂。高级别腺体异型增生表现为腺体形状异常，有不规则的分支和出芽，腺腔内有上皮细胞簇集和乳头状突起，上皮细胞胞核有多形性且深染，核质比（N/C）增大，胞核有假复层外观，其位置超出上皮细胞高度的 2/3，核分裂增多。高级别腺体异型增生被视为原位腺癌及浸润性腺癌的癌前病变，但实际工作中鉴别比较困难，存在不是鉴别过宽就是过严的现象。

后来有学者提出把腺体异型增生和原位腺癌合称为宫颈腺上皮内瘤变（cervical glandular intraepithelial neoplasia，CGIN），并将其分为 3 个级别。分级标准：胞核稍深染，在细胞底部排成一行，可见核分裂，为 CGIN Ⅰ 级；胞核呈卵圆形且深染，胞核挤在一起有些呈假复层（看上去像 1～2 层），核分裂较多，细胞内黏液减少，为 CGIN Ⅱ 级；CGIN Ⅲ 级相当于经典的原位癌，较正常柱状上皮厚，胞核明显、深染，核挤在一起呈长形或雪茄烟状，核假复层明显（看上去像 3～4 层），核分裂很多，细胞内黏液很少或完全消失。

2003 年，WHO 肿瘤病理分类将宫颈腺体癌前病变称为腺体非典型增生，定义为腺上皮细胞胞核有明显异常，异型性比腺体炎症性反应性或刺激反应性增生明显，但不足以诊断原位腺癌。

2014 年，WHO 第 4 版女性生殖器官肿瘤分类将原位腺癌列为宫颈腺体肿瘤前驱病变，并将高级别宫颈腺体上皮内瘤变列为原位腺癌的同义词。笔者认为，无论是高级别还是低级别宫颈腺体上皮内瘤变，将瘤变一词改为病变更为适合。

在美国，通常将不足以诊断为原位腺癌的不典型腺体命名为腺体不典型增生。由于重复性差，又有一些美国学者提倡使用原位腺癌命名所有的腺体癌前病变，而欧洲一些国家多使用宫颈腺体异型增生，并分为低级别和高级别宫颈腺体异型增生。笔者倾向于使用宫颈腺体异型增生。另外，细胞学诊断上目前仍采用腺上皮细胞非典型增生的说法。

宫颈低级别腺上皮内病变与 HR-HPV 感染之间的相关性至今尚不确定，多为炎症刺激引起的继发性变化，并非真正的宫颈腺体肿瘤前驱病变（图 2-29），而高级别腺上皮内病变和原位腺癌（AIS）均为浸润性腺癌的前驱病变。低级别腺上皮内病变的病理改变为上述传统 3 级分类的 Ⅰ 级标准。

宫颈高级别腺上皮内病变的病理诊断除上述 3 级传统分类中的 Ⅱ 级标准外，还需注意核异型性要显著，有较多核分裂（图 2-30）。

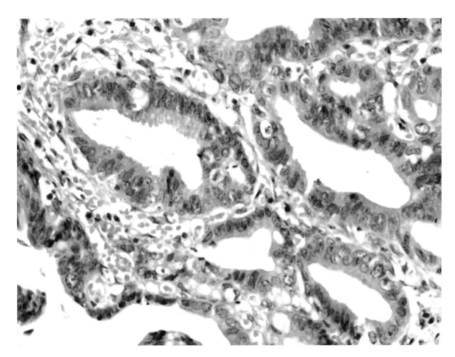

图 2-29 低级别腺上皮内病变，核异型，可见核分裂象

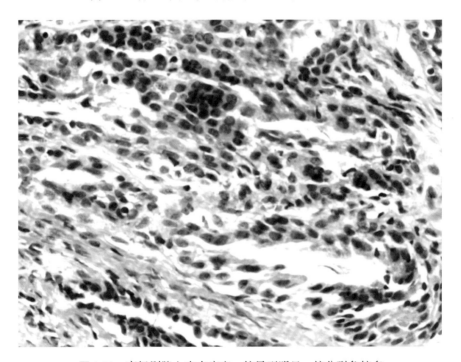

图 2-30 高级别腺上皮内病变，核异型明显，核分裂象较多

免疫组化标记中，无论高级别还是低级别腺上皮内病变，癌胚抗原（CEA）常呈阳性。高级别腺上皮内病变 P16 呈阳性，BCL-2 呈阴性 / 弱阳性，Vimentin 呈阴性 / 弱阳性，Ki-67 呈较高指数（表 2-3）。低级别腺上皮内病变 P16 不确定，Ki-67 呈低指数。

表 2-3 高级别腺体异型增生免疫组化鉴别

抗体	HG-CGIN/AIS	输卵管化生及子宫内膜异位症
P16	弥漫阳性	局灶或弥漫阳性
BCL-2	阴性 / 弱阳性	弥漫阳性
Vimentin	阴性 / 弱阳性	弥漫阳性
Ki-67	较高指数	较低指数

此外，炎症反应性增生的特点：与正常腺上皮比较，其胞核增大 2～3 倍甚至更大，细胞呈轻度异型，胞核淡染，可出现空泡，但染色质呈细颗粒状，核仁单个或多个。胞质可出现空泡或核周空晕，但后者不伴有胞质增厚。

三、原 位 腺 癌

1953 年，Friedell 和 McKay 首次使用原位腺癌（AIS）来描述宫颈腺癌的非浸润性癌前病变。2014 年 WHO 第 4 版女性生殖器官肿瘤分类将原位腺癌列为宫颈腺体肿瘤浸润前期病变。

原位腺癌指宫颈表层黏膜及腺体出现组织学恶性的上皮，但不伴有间质浸润。组织学表现为病变保持大致正常腺体结构，累及全部或部分表面或腺腔上皮，胞核增大，染色质粗糙，有小的单个或多个核仁，核异型性显著，核分裂象易见，胞质黏液量可以减少或者丰富（图 2-31）。

原位腺癌根据其组织学形态可以分为以下几种亚型。①宫颈型。这是最常见的一种亚型，与正常宫颈黏液上皮有相似的基本特征，至少上皮局灶为空泡状细胞，具有颗粒状、半透明、嗜酸或嗜碱胞质。②肠型。病变上皮细胞胞质内含大量的黏液，位于细胞一侧，类似肠上皮的杯状细胞。有学者认为，宫颈内膜出现含杯状细胞的肠化生时，几乎都伴有原位腺癌或浸润性腺癌。有时显示肠分化的腺体本身具良性细胞学表现，但邻近腺体有不典型性。因此，如果在原先的切片中未见腺上皮肿瘤细胞，但发现了杯状细胞，应设法仔细搜索腺上皮肿瘤细胞。③子宫内膜样型。病变上皮细胞胞核复层，胞质致密、嗜酸性，

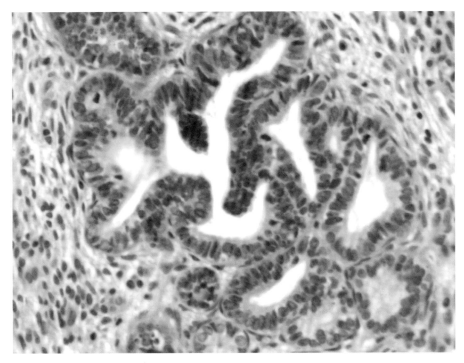

图 2-31 原位腺癌，核异型显著，核分裂象多见

不含黏液，类似于增生的子宫内膜腺体。理论上也可以有原位腺鳞癌，即由鳞状和腺上皮混合构成，但是实际工作中很难见到。在通常情况下，原位癌、高分化腺癌的组织学形态可与正常腺体、不典型增生腺体十分相似，需结合其生物学行为，如异型细胞的生长方向、腺体的轮廓变异、密度和累及深度等综合考虑才能确定诊断。受累腺体扩展的深度不超过周围的正常腺体，但很难测量，可以参考间质有无水肿、促纤维形成反应和炎症等判断有无浸润。超过 50% 的原位腺癌患者伴有 HSIL 或浸润性鳞癌，原位腺癌患者多数无症状，偶尔有异常阴道出血。

　　原位腺癌免疫组化标记 P16 呈弥漫阳性。63% ～ 78% 的病例 CEA 呈阳性，Ki-67 高指数表达。ER、PR 呈局灶阳性。50% 以上病例 P53 呈阳性。注意 CEA 在正常宫颈腺体伴鳞化时也可为阳性。

四、早期浸润性腺癌

　　早期浸润性腺癌（early invasive adenocarcinoma，EIA）是指浸润性腺癌最早

期的形式，浸润间质非常微小，没有淋巴结转移的危险，以至于可以忽略。同义词为微小浸润性腺癌（microinvasive adenocarcinoma，MIA）。

EIA 的诊断标准一直都有争议。总的来说，可以从以下两个方面进行讨论。首先是病变的组织学特征。与原位腺癌相比，早期浸润性腺癌的腺体分布更加密集，形状更不规则，或者以扩散的方式出现在正常腺体不应该出现的部位。当出现不规则的筛状、乳头状及相对实性的巢状结构时，应考虑是否有浸润，而且浸润通常伴随间质反应，如间质水肿、炎症反应和纤维组织增生等。其次是浸润深度。不同学者采用不同的浸润深度，< 1mm、< 2mm、< 3mm、< 5mm 不等，较多学者采用浸润深度 < 5mm 来界定 EIA。与宫颈微小浸润性鳞癌不同，由于宫颈腺体结构复杂，如何准确测量腺癌的浸润深度非常困难。基于早期浸润是由原位腺癌进展而来，有学者推荐从原发灶开始测量浸润深度。另外，也有学者认为应该从表面腺上皮的基底膜测量至病变最深处，但这样往往会造成过度诊断，所以有学者认为应测量肿瘤的厚度，而不是浸润深度。浸润灶还可能出现多灶状分布，有专家建议：如果浸润灶彼此孤立，应该分别测量，然后进行累加；如果浸润灶在同一区域，又彼此关系密切，应测量整个病变的深度及宽度（包括间质）（图 2-32）。

早期浸润性腺癌的处理原则同原位腺癌。

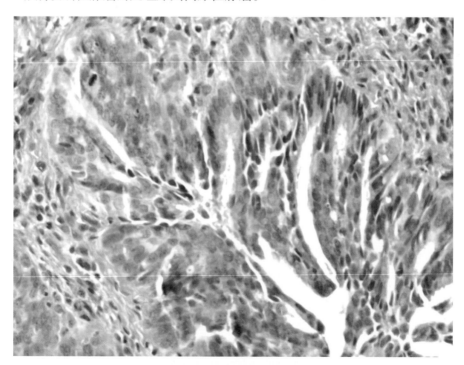

图 2-32　早期浸润性腺癌，出现乳头状及相对实性的结构

五、浸润性腺癌

（一）临床表现和肉眼观察

浸润性腺癌临床表现与宫颈鳞癌相似，早期可无症状，常通过细胞学涂片发现（占 11.9%）。在有症状的患者中，主要表现为异常阴道出血及白带增多。异常阴道出血包括性交出血、白带内含血、不规则阴道出血或绝经后阴道出血。白带增多常具特征性，呈水样或黏液样，特别是宫颈黏液性腺癌，患者常诉有大量黏液状白带，少数略带脓性呈黄水状，因量多常需用会阴垫。晚期患者根据病灶广泛程度及侵犯的脏器而出现一系列继发性症状，如疼痛、肛门坠胀、贫血、泌尿系统症状等。肉眼观察早期宫颈可光滑或宫颈糜烂，外生型呈息肉状生长，甚至呈菜花状。晚期病例宫颈赘生物表面可有溃疡或空洞形成，并由坏死组织覆盖，有阴道或宫旁浸润。约有 1/3 的患者宫颈外观正常，肿瘤往往位于颈管内而表面光滑。绝经后患者阴道穹隆萎缩，宫颈萎缩，可使病变不明显。

（二）组织学分型

1. 腺癌（非特指）

（1）定义：有腺体分化的癌。

（2）临床特点：与对浸润性腺癌的肉眼观察一致，表现为早期宫颈光滑或糜烂。外生型可为息肉状、乳头状或菜花状，内生型可使宫颈扩大呈桶状，而表面改变不明显。

（3）镜下特点：按腺体的结构、形态和腺细胞异型性分为以下类型。

高分化腺癌（Ⅰ级），癌组织主要是腺体结构，腺细胞形成的实性结构约占不到 5%。腺体不规则，可形成内折或外突，共壁或筛状。腺细胞轻-中度异型，病理检测中可见核分裂象（图 2-33）。

中分化腺癌（Ⅱ级），除腺体结构外，实性结构扩大，占 6%～50%。腺细胞异型性明显，病理检测中核分裂象易见（图 2-34）。

低分化腺癌（Ⅲ级），可见少量腺体结构，多数区域呈簇状或实性，实性结构多于 50%。腺细胞异型性更加显著，病理检测中核分裂象常见（图 2-35）。

腺癌（非特指）免疫组化 CEA 标记常为阳性或局灶阳性，P16 常为阳性，Ki-67 为较高或高指数，P53 为阳性或灶状阳性。

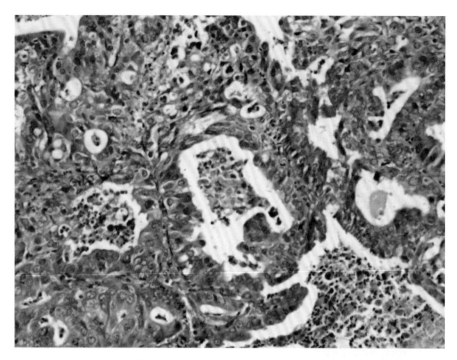

图 2-33　高分化腺癌（Ⅰ级），癌组织主要是腺体结构

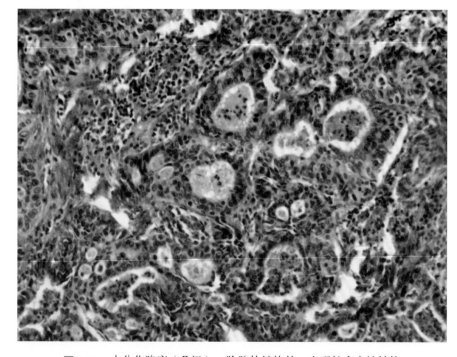

图 2-34　中分化腺癌（Ⅱ级），除腺体结构外，出现较多实性结构

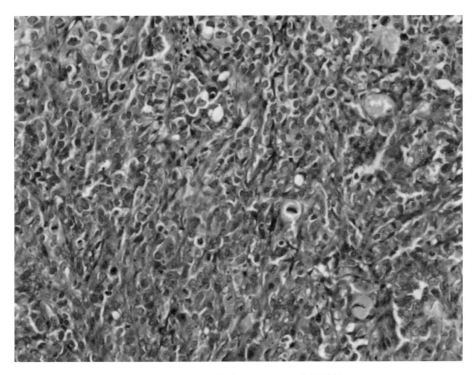

图 2-35　低分化腺癌（Ⅲ级），实性结构

2. 黏液性腺癌　指至少一些肿瘤细胞中含有中等到大量胞质内黏液，其中又分为一些不同的亚型。

（1）宫颈型腺癌：是最常见的类型，约占宫颈腺癌的 70%。大多数肿瘤属高、中分化，类似于宫颈腺体，有密集的、不规则的、复杂的分支，并有乳头突入腺腔，局部区域可形成筛状结构。肿瘤细胞胞质黏液卡红染色阳性，间质中也会出现量不等的黏液，并可以形成黏液湖，黏液卡红染色也呈阳性。细胞大多为复层，胞核位于基底，排列拥挤，极向紊乱，异型性明显，核分裂象活跃，常可见凋亡小体。胞核呈圆形或卵圆形，染色质粗糙，可见核仁。低分化时细胞间质几乎消失，但仍可辨认出腺管结构。高、中、低分化的标准与腺癌（非特指）相同（图 2-36 ～图 2-38）。免疫组化标记 MUC6 和 HIK1083 呈阳性，CK7 呈阳性，CEA 常呈阳性，P16 常呈阳性。

（2）肠型腺癌：由类似于结肠腺癌的肿瘤细胞构成，通常具有腺样结构，腺细胞胞核呈肠型，含有杯状细胞，杯状细胞是其特征性的细胞。肠型腺癌呈弥漫性存在，或在黏液性腺癌中局灶性存在。

（3）印戒细胞型腺癌：原发印戒细胞癌非常少见，需与来自胃或其他来源的转移性印戒细胞癌区别。

（4）微小偏离型腺癌：又称恶性腺瘤，约占宫颈腺癌的 1%。镜下肿瘤分化较好，与正常宫颈腺体相似，细胞呈柱状，黏液丰富，胞核位于基底，偶见核分裂。其具有诊断意义的形态学特征是腺体形状多样，为成角、分支状或鸡爪状，排列杂乱无章，超出正常腺体所在的深度，并可以侵犯血管和神经。HIK1083 是一种针对胃幽门腺中黏液的单克隆抗体，多项研究显示 HIK1083 在 90% ~ 100% 的宫颈微小偏离型腺癌中呈阳性表达，仅在少数普通型宫颈腺癌中呈弱表达，在正常宫颈腺体中不表达。免疫组化标记 CEA 呈阳性，P16 多呈阴性，ER 呈阴性（图 2-39）。

（5）绒毛腺管状腺癌：是类似于结肠的绒毛状腺癌，通常分化较好，肿瘤细胞呈柱状，单层或复层，部分含有黏液，通常呈绒毛状结构，有血管性轴心，肿瘤可以没有浸润或在基底处有微小浸润，淋巴结转移非常少见，所以该亚型预后较好（图 2-40）。免疫组化标记 P16 呈阳性，Ki-67 呈较高指数。

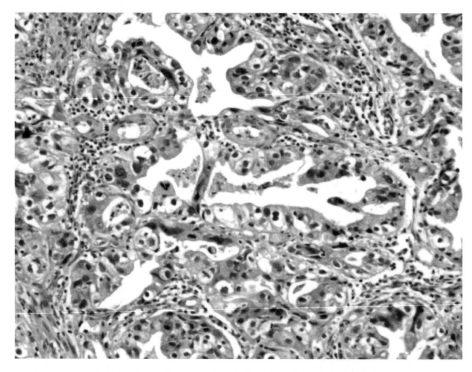

图 2-36　高分化宫颈型腺癌，腺体有复杂的分支，腺细胞胞质中有量不等的黏液

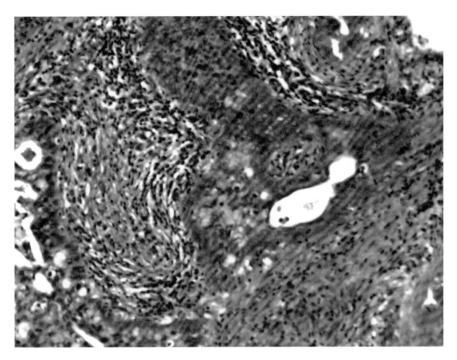

图 2-37 中分化宫颈型腺癌，部分区域腺体结构消失

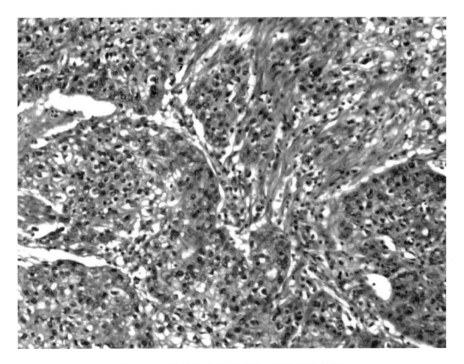

图 2-38 低分化宫颈型腺癌，均为实性结构

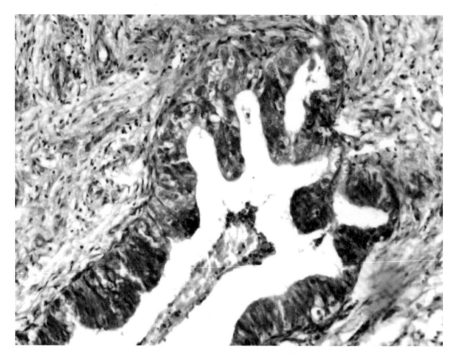

图 2-39 微小偏离型腺癌，与正常腺体有些相似，腺体呈分支状或鸡爪状

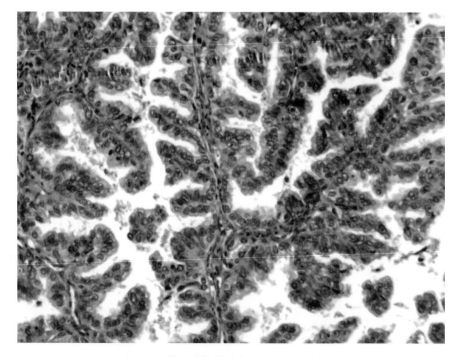

图 2-40 绒毛腺管状腺癌，癌组织呈绒毛状

3. 子宫内膜样腺癌　其组织学形态与子宫体发生的内膜样腺癌相同。肿瘤通常排列成紧密的腺腔，也可见乳头状和筛状结构，部分区域可呈实性，肿瘤细胞复层，细胞垂直于基底膜呈栅栏状排列，极少有胞质内黏液。由于部分宫颈型腺癌在缺乏黏液时可能被诊断为子宫内膜样腺癌，因此各报道中宫颈此型腺癌的比例差异较大（7%～50% 不等）。就实际工作中来看，真正原发于宫颈的子宫内膜样腺癌是比较少见的，所以仅在排除子宫内膜腺癌侵犯宫颈之后，此诊断才能成立（图 2-41）。免疫组化对鉴别诊断有一定帮助，宫颈原发的子宫内膜样腺癌免疫组化标记 P16 呈阳性，ER 呈阴性。

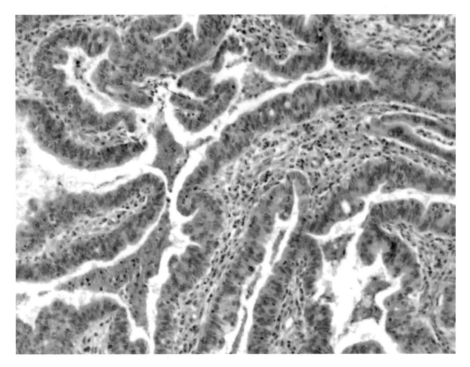

图 2-41　子宫内膜样腺癌，癌组织形成腺腔、乳头状结构

4. 透明细胞腺癌　宫颈原发性透明细胞腺癌是宫颈癌中罕见的病理类型，是一种向子宫内膜方向分化的腺癌，占宫颈腺癌的 4%～9%。其病因与发病机制尚不清楚，目前比较一致的观点认为宫内己烯雌酚暴露史是致病因素。除此之外，遗传因素、微卫星重复序列的不稳定性、*bcl-2* 基因过度表达及 *p53* 基因突变等可能都是相关的发病因素。肿瘤生长方式以内生型为主，并倾向于向宫颈深部浸润及向宫体扩散。宫颈透明细胞腺癌由透明细胞或鞋钉样细胞构成实性、囊性、管状或乳头状结构，或其中几种结构混合而成。透明细胞胞质含有丰富的糖原，

胞质透明（图 2-42）。细胞呈鞋钉样，胞核大，凸向管腔。

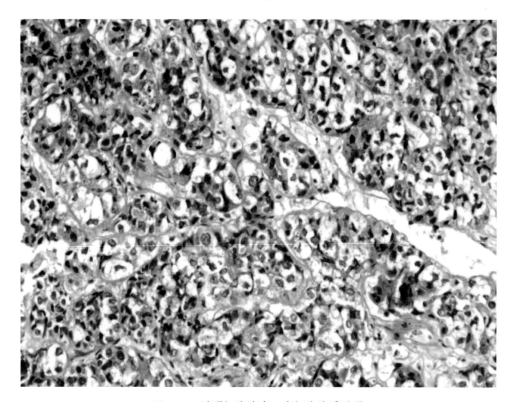

图 2-42 透明细胞腺癌，癌细胞胞质透明

　　5. 浆液性腺癌　是近年来提出的宫颈腺癌的一个亚型，预后与普通型宫颈腺癌明显不同。肿瘤形态学表现与发生在卵巢或子宫的浆液性腺癌相同，由分支复杂的乳头状结构构成，可见实性乳头形成，肿瘤细胞异型性明显，常可见砂粒体。由于原发于宫颈的浆液性腺癌非常少见，因此诊断时一定要除外卵巢、输卵管及子宫原发浆液性腺癌播散至宫颈。免疫组化标记 EMA 呈阳性表达，Vimentin、CD10、CEA 呈阴性，P16 呈灶状阳性。

　　6. 中肾管腺癌　非常少见。中肾管腺癌起源于宫颈壁深部的中肾残件，常发生于宫颈后壁两侧。肿瘤通常由被覆立方上皮的小管状腺腔组成，细胞不含有黏液或糖原，管腔内可见嗜酸性或玻璃样的分泌物，也可为实性、乳头状、管状或筛状结构。有文献报道中肾管腺癌可以表达 CD10，但不表达 ER 或 PR，这有助于与子宫内膜样腺癌相区别。

　　7. 腺癌混合神经内分泌癌　2014 年《WHO 女性生殖器官肿瘤学分类》（第4 版）中增加了此癌，其病理组织学改变是在不同类型宫颈腺癌中同时出现了神经内分泌癌的结构，其神经内分泌癌的病理改变与宫颈神经内分泌癌相似（见本章第九节）。

（三）鉴别诊断

1. 隧道样腺丛　是一种常见的宫颈腺体增生性病变，通常发生于 30 岁以上的女性。显微镜下表现为呈叶状分布的宫颈管腺腔，腺管排列紧密，管腔扩张，腔内含有浓稠的分泌物，由单层扁平上皮构成，极向明显，无核分裂象。病变组织可伴或不伴有腺体的潴留扩张。病变边界清楚。本病主要需与微小偏离型腺癌相鉴别，后者有深部间质浸润，可伴有血管和神经的侵犯，偶见核分裂象。

2. 小叶性宫颈腺体增生　表现为以一个较大的腺体为中心，小至中等大小的黏液腺体呈小叶状增生。值得注意的是，这种病变与微小偏离型腺癌有相同的免疫表型，即对胃黏液腺体呈阳性反应，两种病变的不同之处在于前者细胞没有明显异型性，不向间质浸润。

3. 微小腺体增生　是一种良性病变，因其腺体排列复杂，易与腺癌混淆。曾经认为微小腺体增生可能与口服避孕药或妊娠有关，但近年的报道并未发现其明确的关系。大体上，病变呈息肉状突入宫颈管。显微镜下，病变由非常多的小而密集排列的腺腔构成，腺腔被覆规则的扁平或立方上皮，胞核均匀一致，可见细胞内或细胞外空泡，可以有一定的异型性，偶见核分裂象。有时病变呈实性或网状结构、缺乏间质，此时易误诊为子宫内膜样腺癌，空泡状细胞的出现可能会导致误诊为没有乳头状结构的透明细胞癌。具有重要意义的鉴别点是微小腺体增生中常可以找到分支腺体导管，这种导管被覆单层上皮，胞质一致，并可出现鳞状化生。免疫组化对鉴别诊断也有所帮助，癌胚抗原 CEA 在此病变中为阴性，而在腺癌中为阳性，Ki-67 增生指数的高低也有助于区别良恶性病变。

4. 中肾管残留及中肾管增生　中肾管胚胎残留通常位于宫颈深部，由于位置深，而且中肾管增生时原有的小叶结构排列紊乱，易误诊为恶性，但是细胞良性特征有助于做出良性的诊断。中肾管腺癌的细胞具有一定的异型性，可见核分裂象。

5. 输卵管子宫内膜样化生　这一病变常见于对创伤性病变的修复反应，如活检、锥切及其他手术后。表现为宫颈黏膜裂隙被覆输卵管或子宫内膜样上皮。在组织学上可能与宫颈腺体异型增生相混淆，特别是在脱落细胞学中可能造成误诊。

6. A-S 反应　约在 10% 的妊娠子宫的宫颈腺体中可以出现 A-S 反应。病变可仅见于 1～2 个腺体，也可广泛累及宫颈内膜腺体，后者可能导致与宫颈透明细胞癌相混淆。注意患者临床妊娠病史，并且 A-S 反应不形成肉眼肿块。在组织学上 A-S 反应的细胞可以增大、出现空泡状或嗜酸性胞质，甚至有些细胞出现多形性，但一般很少见核分裂象，并且也不出现间质反应，这些都有助于与腺癌鉴别。对于临床病史不详细的病例，在宫颈活检标本中出现透明细胞及鞋钉样细胞，但又缺乏明确的间质浸润时，首先要考虑 A-S 反应，应及时与临床医生联系，详细了解病史。

六、点　　评

有时，原位腺癌与早期浸润性腺癌的鉴别比较困难。在原位腺癌的基础上，当出现不规则的筛状、乳头状、相对实性的巢状结构时，应考虑是否为早期浸润。浸润通常伴间质反应，如间质水肿、炎症反应及纤维组织增生反应。在浸润性腺癌中，以宫颈型黏液腺癌最多见，其次是腺癌（非特指）。

第九节　其他宫颈恶性肿瘤

一、神经内分泌癌

神经内分泌癌是一种少见的上皮性恶性肿瘤。宫颈的神经内分泌癌与HPV18 型感染密切相关。

神经内分泌癌可分为 4 类：①类癌；②非典型类癌；③大细胞神经内分泌癌；④小细胞癌（燕麦细胞癌）。以上 4 种类型依次由高分化到低分化。高分化神经内分泌癌（类癌）显示梁状、器官样、巢状或索状结构，轻度或无坏死，均匀一致的小细胞具有圆形胞核和细颗粒状染色质（图 2-43）。中等分化神经内分泌癌（非典型类癌）显示上述相同结构，但核分裂活性增加（通常为 5～10 个 /10HPF），具有较大程度的核异型性或明显的坏死。低分化神经内分泌癌包括大细胞神经内分泌癌和小细胞癌（燕麦细胞癌），显示为坏死、丰富的核分裂（通常大于 10 个 /10HPF）和器官样结构的逐渐丢失。上述第七节的少见组织类型中所列小细胞癌即指神经内分泌癌中的小细胞癌（燕麦细胞癌）。在某些神经内分泌癌中，小岛状 / 梁状结构和（或）松散结构不明显。神经内分泌癌免疫组化标记 CgA、Syn、NES 呈阳性。此病预后差，诊断时一半以上为临床 Ⅱ 期或更晚期，远处转移最常见于肝、肺和脑。

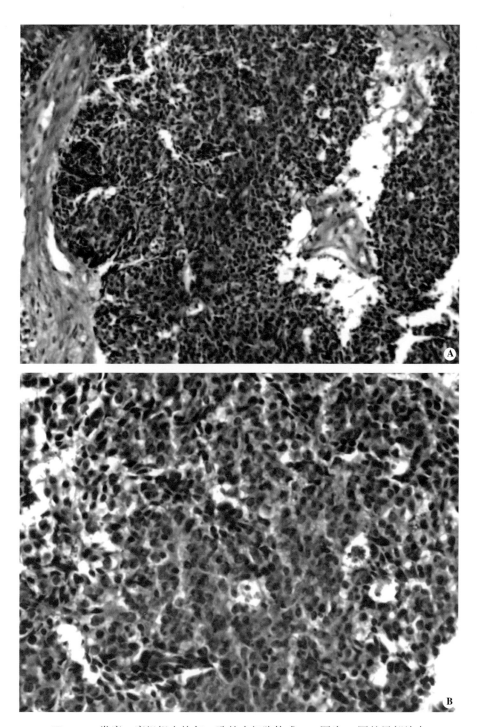

图 2-43　类癌，癌组织由均匀一致的小细胞构成；B 图为 A 图的局部放大

二、胚胎性横纹肌肉瘤

胚胎性横纹肌肉瘤平均发病年龄为 18 岁，肿瘤由小圆形细胞和未分化梭形细胞构成，这些细胞的胞质为嗜碱性，有的可见横纹肌分化。免疫组化标记 Desmin、Myogenin、MSA 呈阳性（图 2-44）。

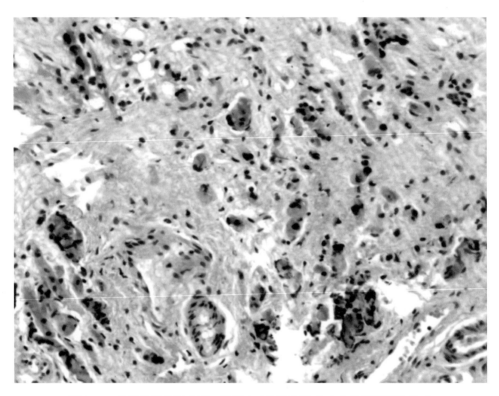

图 2-44 胚胎性横纹肌肉瘤，肿瘤由小圆形细胞和未分化梭形细胞构成

三、平滑肌肉瘤

平滑肌肉瘤多见于围绝经期和绝经期后女性。病理改变为平滑肌细胞胞核中至重度异型性（图 2-45）、核分裂象多见，以及肿瘤凝固性坏死。平滑肌肉瘤可分为普通型、黏液样、上皮样 3 种类型。免疫组化标记 d-SMA、MSA、h-caldesmon 呈阳性。

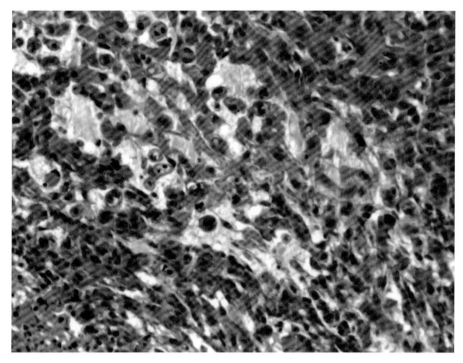

图 2-45 平滑肌肉瘤，平滑肌细胞胞核呈中至重度异型，细胞间有黏液

四、髓系肉瘤

髓系肉瘤又称髓细胞肉瘤或粒细胞肉瘤。镜下表现为弥漫一致、分化差的原始粒细胞，核分裂象多见（图 2-46）。

五、恶性淋巴瘤

恶性淋巴瘤的主要类型是弥漫性大 B 细胞淋巴瘤，与滤泡性慢性宫颈炎迥然不同。鉴别诊断还需要排除宫颈低分化神经内分泌癌、宫颈子宫内膜间质细胞肉瘤。

六、未 分 化 癌

对于病理形态及免疫组织化学均缺乏特异性分化的肿瘤，当不能证明其为鳞状细胞、柱状细胞或神经内分泌分化时，即为未分化癌。

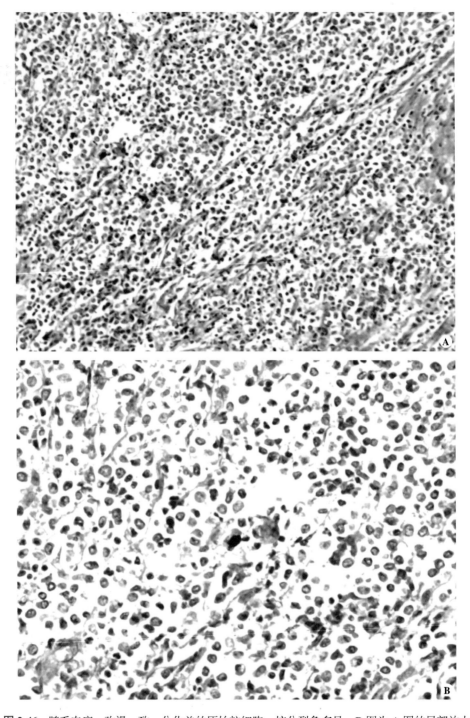

图 2-46　髓系肉瘤，弥漫一致、分化差的原始粒细胞，核分裂象多见；B 图为 A 图的局部放大

第三章 宫颈癌前病变的细胞学诊断

第一节 细胞学分类及液基细胞学

宫颈液基细胞学是宫颈癌临床病理学诊断重要的组成部分，其对患者无损伤，诊断方法较简单，可起到"早期筛查"的作用。

一、细胞学分类的研究进展

1943 年，Papanicolaou（在美国工作的希腊医生）首先提出了宫颈涂片的染色及分级法（巴氏分级法）。临床上采用此分级法有效提高了人类宫颈癌的早期发现率。据统计，在美国每年约有 5000 万女性接受宫颈涂片细胞学检查，其中约 350 万（7%）因细胞学异常需要进行随访或评估。随着医学的深入发展，人们逐步认识到巴氏分级法已不能反映当今对宫颈癌的认识，其 5 级分类法（表 3-1）不能与组织病理学建立联系，不能反映细胞病变的本质，并且关于非癌变的诊断报告内容也不完整。

表 3-1 巴氏 5 级分类法

分级	分类
Ⅰ级	无异型细胞或不正常细胞
Ⅱ级	有异型细胞，但无恶性证据，根据异型轻重可分为ⅡA（轻度）和ⅡB（重度）
Ⅲ级	有可疑恶性细胞
Ⅳ级	有高度可疑恶性细胞
Ⅴ级	有恶性细胞

20 世纪 70 年代前后，Richart 提出了宫颈上皮内瘤变（CIN）的概念，认为不典型增生在本质上与原位癌无差异。到 20 世纪 80 年代后，随着分子生物学的发展，人们发现人乳头瘤病毒（HPV）感染与宫颈癌及宫颈癌前病变的病因学相关联。CIN Ⅰ级常由 HPV6、HPV11 型感染引起，CIN Ⅱ、CIN Ⅲ级常伴

HPV16、HPV18、HPV31、HPV35 型等感染。CIN Ⅰ 级发生癌变的潜能低，常属自限性病变，大多数能恢复正常。CIN Ⅱ 和 CIN Ⅲ 级发生癌变的潜能较高。近 50% 的 CIN Ⅱ 级不再进展，重度不典型增生、原位癌、CIN Ⅲ 级也不一定都进展为浸润癌。但是，对于任何个体来说，其生物学行为是不可预测的，因此将鳞状上皮内"肿瘤"称为"病变"比较合适。

　　1988 年，美国国家癌症研究所在马里兰州贝塞斯达（Bethesda）召开病理细胞学会议，讨论宫颈细胞学诊断报告方式，认为巴氏 5 级分类诊断报告方式已不再被接受，应采用描述式诊断报告，并提出了新的分类法，即贝塞斯达系统（The Bethesda System，TBS）。后经过 1991 年、2001 年两次会议加以修正，TBS 将细胞学报告与临床处理密切结合，与巴氏 5 级分类法相比具有一定优势（表 3-2），被许多国家采纳应用。巴氏分级与 TBS 分类相应关系见表 3-3。

表 3-2　巴氏 5 级分类法与 TBS 比较

报告项目	巴氏分级法	TBS
制定时间	1943 年（1954 年修订）	1988 年（1991 年、2001 年修订）
方式	5 级分类	描述法：①标本质量；②诊断总范围；③具体描述
术语	核异质（轻度、重度）	细菌、病毒等感染，反应性改变，上皮细胞异常包括鳞状上皮细胞异常（ASC-US、ASC-H、LSIL、HSIL）和腺上皮细胞异常
特点	①简练；②表示对恶性诊断的把握程度（可疑、高度可疑、恶性）	描述详细

　　注：ASC-US，意义不明确的非典型鳞状细胞；ASC-H，不排除高级别鳞状上皮内病变的非典型鳞状细胞；LSIL，低级别鳞状上皮内病变；HSIL，高级别鳞状上皮内病变。

表 3-3　巴氏分级与 TBS 分类相应关系

巴氏分级	TBS 分类
Ⅰ 级	NILM
Ⅱ A 级	炎症反应性改变
Ⅱ B 级	ASC-US
Ⅲ 级	LSIL
Ⅳ 级	HSIL
Ⅴ 级	癌细胞

　　注：NILM，未见上皮内病变或恶性改变。

二、液基细胞学检测

　　液基细胞学检测（liquid based cytology test，LCT）于 1999 年获美国食品与

药品监督管理局（FDA）批准用于临床。它是在传统细胞学的基础上，应用现代科技成果 [如微型计算机（微机）] 使制片技术自动化，制片效果更加清晰。我国有大量的医学数据有待充分利用，我们需要总结自己的经验，立足国情寻找细胞学规律，同时研制出更为先进的制片设备。

LCT 的优点如下。①用小毛刷取样，比用小刮板取样更加合理。操作时需要注意的是，首先用大毛头棉签擦干净宫颈外口的黏液和血液，然后一定要把小毛刷插入宫颈管，顺时针转 5 个 360°，这样才能取得宫颈管柱状上皮和内生型宫颈癌的细胞样本。②用微机控制自动化染色使细胞着色，特别是胞核的着色稳定。③准确性较传统方法高。

LCT 设备主要包括取样小毛刷及固定液、转换机、高速离心机、全自动薄层细胞制片机（微机控制）、显微镜及微机报告系统。主要工作程序：①临床取样，将小毛刷头取下放入固定液瓶中；②在振荡仪上振荡固定液瓶，使细胞脱落；③把含有细胞的固定液转移到离心管；④离心；⑤全自动薄层细胞制片机制片（包括染色）；⑥镜检，图文报告。

三、宫颈细胞学 TBS 的主要内容（2001 年）

（一）检查方法

检查方法包括：①传统刮片；②液基细胞学，如 LCT（liquid based cytologic test）、TCT（thin-prep cytologic test）。

（二）标本质量

1. 满意　标本品质优良，可判读。

2. 不满意　标本品质不良，无法判读。①标本不能接受或未经处理。注明原因，如玻璃片破碎或固定瓶与申请单的名字不符、申请单填写不合格等。②标本处理和检查不良。注明原因，如是否有足够的鳞状细胞、子宫颈管内膜存在与否，以及血或黏液等其他可能干扰视野的因素。

（三）非肿瘤性所见

1. 微生物　①阴道滴虫：呈梨形，常靠近上皮细胞边缘处排列或与中性粒细胞混杂在一起。②霉菌：菌丝如竹节状，孢子似小淋巴细胞。③球杆菌：形态符合阴道变异菌群，见鳞状细胞胞质中布满球杆菌（称为线索细胞）。④放线菌：似破棉絮球或破驼毛片状。⑤类似疱疹病毒所致细胞病变：鳞状细胞核呈磨玻璃样及出现多核细胞（胞核相嵌排列不重叠）。

2. 反应性细胞改变　①炎性反应改变，鳞状上皮细胞胞核增大为正常中层鳞状上皮细胞胞核的 1 ～ 2.5 倍，柱状上皮细胞胞核比其正常胞核明显增大，但核染色质均为细颗粒并分布均匀；②修复性细胞；③放射治疗反应；④宫内节育器（IUD）对子宫内膜细胞刺激引起的改变；⑤阴道萎缩，由生理改变或切除卵巢引起。

（四）鳞状细胞

1. 非典型鳞状细胞（ASC）　①意义不明确的非典型鳞状细胞（ASC-US），胞核增大，比正常中层细胞胞核大 2.5 ～ 3 倍，胞核及细胞形状轻度不同，胞核轻度深染，染色质分布均匀。②不排除高级别鳞状上皮内病变的非典型鳞状细胞（ASC-H），细胞小，大小等同于化生细胞，胞核比正常胞核大 1.5 ～ 2.5 倍，提示潜在 CIN Ⅱ、Ⅲ 级可能。

2. 低级别鳞状上皮内病变（LSIL，与 CIN Ⅰ 级相符合）　胞质"成熟"或表层型胞质，胞核增大，比正常中层细胞胞核至少大 3 倍，胞核及细胞形状中度不同，胞核深染，染色质分布均匀。胞质常见"挖空"，但胞质"挖空"不伴核非典型性时，不应考虑 LSIL。

3. 高级别鳞状上皮内病变（HSIL，与 CIN Ⅱ、Ⅲ 级及原位癌相符合）　其大多数鳞状上皮具"不成熟"胞质，花边状并淡染或致密化生型胞质，胞核增大在 LSIL 范围，胞核深染明显，染色质分布均匀。

4. 鳞状细胞癌　细胞呈多形性，胞核大小不一，胞核深染，染色质不规则，核质比（N/C）显著增高。根据胞质有无角化分为角化型鳞状细胞癌或非角化型鳞状细胞癌。

（五）腺细胞

1. 非典型腺细胞（AGC）　①非典型宫颈管细胞，胞核增大，比正常宫颈管细胞胞核大 3 ～ 5 倍，胞核大小轻度不一致，胞核轻度深染，常见核仁。②非典型子宫内膜细胞，比非典型宫颈管细胞小，胞质少，核仁更突出。

2. 子宫颈原位腺癌细胞　细胞团周边可呈"羽毛状"或"菊蕊团"、细胞条带。

3. 腺癌细胞　①子宫颈管腺癌细胞多形性，胞核大小不一、深染，可见核仁。②子宫内膜腺癌细胞多形性，胞核较小、深染，有明显核仁，胞质内常见气泡。③子宫外腺癌即由外部直接侵袭或转移的腺癌。如乳头状簇团及砂粒体存在，提示卵巢癌。

注意：在年龄≥ 45 岁，尤其绝经后的女性中发现片块状分布的子宫内膜细胞，可能与取样时间、激素变化有关，只在较少情况下可能与子宫内膜或子宫异常有关。建议临床核查对照，必要时行诊刮。

附：子宫颈液基细胞学取材方法

用子宫颈取材刷在子宫颈外口鳞-柱上皮交界线和宫颈管内轻轻360°旋转5周。将取材器上的细胞尽可能全部洗入或将毛刷头取下放入特制的保存液小瓶中送检。

第二节 鳞状细胞异常

在液基细胞学检查日常工作中，鳞状上皮细胞异常最为常见。鳞状上皮细胞异常从非典型鳞状细胞到鳞状细胞癌，反映了相对应的组织病理学的变化。值得指出的是，意义不明确的非典型鳞状细胞出现的原因比较多，据我们的经验分析，最常见的原因是慢性宫颈炎（表3-4）。

表 3-4 鳞状上皮细胞异常类型

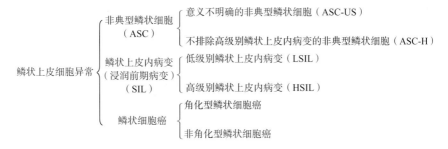

一、非典型鳞状细胞

（一）定义

非典型鳞状细胞（atypical squamous cell，ASC）为正常鳞状细胞至癌细胞过渡阶段的形态变化细胞，但从质量和数量上又不足以做出明确判断。

（二）分类

1. 意义不明确的非典型鳞状细胞（atypical squamous cell of undetermined significance，ASC-US）

（1）诊断标准：①为表层和中层鳞状细胞大小；②胞核增大，胞核面积比正常中层细胞胞核大2.5～3倍；③N/C轻度增加；④胞核不同程度深染，染色质分布及核型不规则（图3-1）。

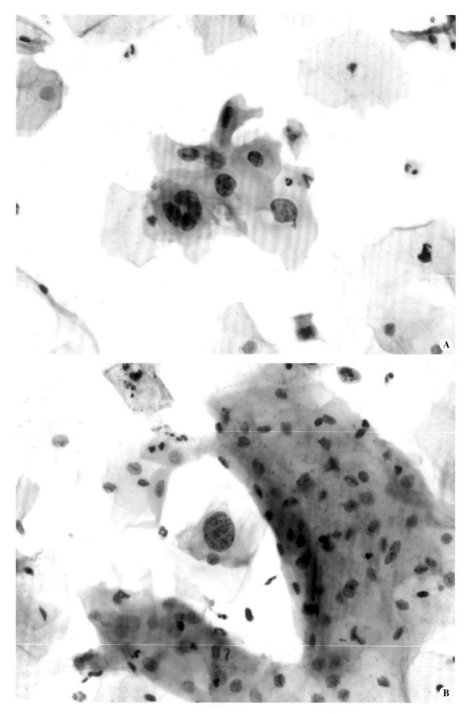

图 3-1 ASC-US（A），胞核增大、异型，有多核细胞，胞质不规则；ASC-US（B 图），视野中央的胞核增大、较深染

（2）说明：包括细胞形态学改变，提示鳞状上皮内病变，但不足以明确诊断，也包括有诊断意义的细胞太少。一般来讲，当细胞病变难以归入 ASC-H、LSIL 或 HSIL 时，可考虑归入 ASC-US。ASC-US 患者需先做阴道镜检查。

（3）临床意义：①可能与炎症有关；②与化学刺激有关；③与宫内节育器有关；④与抹片采取固定不好有关；⑤可能有癌前病变，但异常程度不够诊断标准；⑥表皮萎缩。西北妇女儿童医院病理科 2009 年对 317 例液基细胞学检查阳性病例与阴道镜下取活组织检查进行了对比分析，结果液基细胞学检查阳性病例中，ASC-US 共 275 例，ASC-US 患者中慢性宫颈炎 129 例、湿疣 125 例、CIN Ⅰ级 15 例、CIN Ⅱ级 2 例、鳞癌 4 例；在异常细胞涂片中，ASC-US 占 50% 以上。ASC-US 女性中 HR-HPV 感染率为 31% ～ 60%，经宫颈活检诊断为 CIN Ⅱ、CIN Ⅲ 的概率不足 10%。

2. 不排除高级别鳞状上皮内病变的非典型鳞状细胞（atypical squamous cell，cannot exclude high-grade squamous intraepithelial lesion，ASC-H）

（1）诊断标准：①小细胞，细胞大小同化生细胞大小；②细胞常单个出现，或呈少于 10 个细胞的小片；③其胞核比正常化生细胞胞核大 1.5 ～ 2.5 倍，非典型（未成熟）化生，染色质粗颗粒状（胞核仅为中性粒细胞胞核的 2 ～ 3 倍或 4 ～ 5 倍）；④ N/C 接近 HSIL（图 3-2）。

（2）说明：判断是符合 ASC-H 还是 HSIL 时，若细胞大小接近，而胞核深染、染色质不规则、核型异常时，更倾向为 HSIL。在 ASC-H 中，细胞常稀疏。ASC-H 在人群中的平均检出率为 0.42%。在 ASC 中，ASC-H 约占 10%。ASC-H 多与高危型 HPV 感染有关。

二、鳞状上皮内病变

（一）定义

鳞状上皮内病变有高级别和低级别之分。低级别鳞状上皮内病变（low-grade squamous intraepithelial lesion，LSIL）细胞为胞质"成熟"或表层型胞质，胞核增大，比正常中层细胞胞核至少大 3 倍，胞核中度异型、深染，胞质常见"挖空"，并伴核非典型性。高级别鳞状上皮内病变（high-grade squamous intraepithelial lesion，HSIL）细胞为胞质"不成熟"，胞质淡染或化生型浓染，细胞小，胞核比正常中层细胞胞核大 3 倍以上，胞核中度以上异型、深染明显。

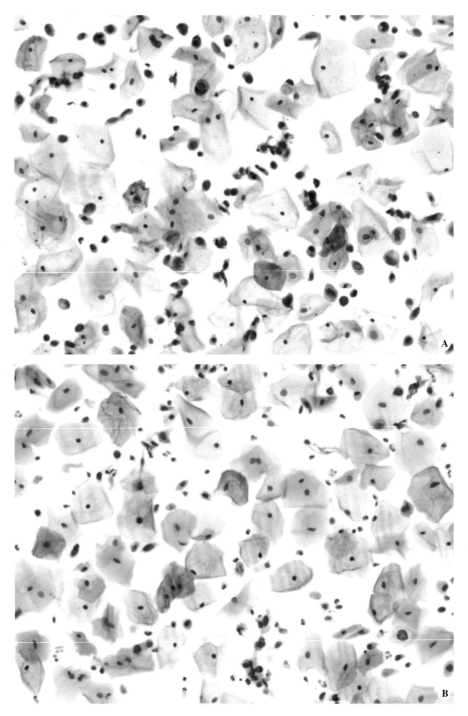

图 3-2　ASC-H（A），小细胞，散在，其胞核比中性粒细胞胞核大 2～3 倍或 4～5 倍；ASC-H（B，与 A 图为同一样本的不同视野），小细胞，散在，其胞核比中性粒细胞胞核大 2～3 倍或 4～5 倍

（二）分类

1. 低级别鳞状上皮内病变（LSIL）

（1）诊断标准：①细胞单个或成片排列；②胞质"成熟"或为表层型胞质；③细胞大，胞质多而成熟，边界清楚；④胞核增大，胞核面积大于正常中层细胞胞核的3倍，N/C轻度增加；⑤胞核不同程度深染，核周空晕，核增大并有异型；⑥双核和多核多见；⑦核染色质均匀分布，但常呈粗颗粒状，有时染色质呈煤球样或浓缩不透明；⑧一般无核仁，核膜轻度不规则，但可光滑；⑨细胞质的边界清楚（图3-3）。

（2）说明：指CIN Ⅰ级的细胞病理改变（包括HPV感染所致湿疣病变）。其细胞同表层、中层鳞状细胞的大小和形状。核周空晕（挖空细胞化）由边界清楚的核周透亮区及浓染的边缘胞质组成，这是LSIL的一个特征，但不是判读LSIL所必需的。核周胞质空晕化，必须也同时具有核异型性才能诊断LSIL；只有核周空晕，而不具有核异型性不足以判断读为LSIL。胞核不一定深染，可呈细颗粒状，但胞核增大并有异型。LSIL患者需做阴道镜检查及行活检。

LISL在人群中平均检出率约为0.9%，LSIL大多有HPV感染。

2. 高级别鳞状上皮内病变（HSIL）

（1）诊断标准：①病变细胞比LSIL细胞小且较"不成熟"；②细胞可以单个、成片或合胞体样聚集；③胞核增大，其变化程度比LSIL细胞胞核更大，一些HSIL细胞胞核大小接近，但胞质减少，使N/C明显增加，另一些细胞的N/C非常高，但胞核比LSIL小得多；④核染色质可纤细或呈粗颗粒状，分布均匀；⑤核膜轮廓很不规则，并常有明显的内凹；⑥一般无核仁，但偶尔可见，特别是当HSIL累及宫颈管腺体时；⑦胞质的形态多样，可表现为"不成熟"和淡染或化生性浓染，胞质偶尔"成熟"并浓染角化（角化性HSIL），若无肿瘤坏死性物质，为可疑侵袭（图3-4）。

（2）说明：包括CIN Ⅱ级及CIN Ⅲ级的细胞病理改变。HSIL细胞同底层、中层鳞状细胞的大小和形状。细胞单个散在多见。胞核可无显著深染，但增大。HSIL需要与ASC-H及LSIL加以鉴别。HSIL患者需做阴道镜检查及行活检。

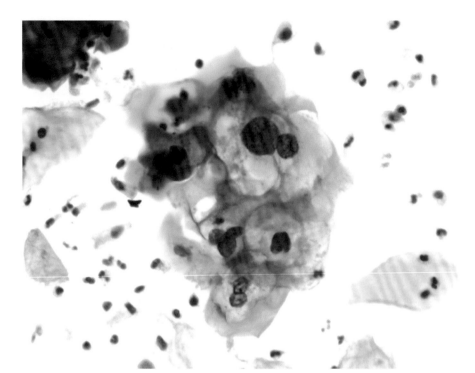

图 3-3 LSIL，挖空细胞，胞核大、异型，有双核及多核

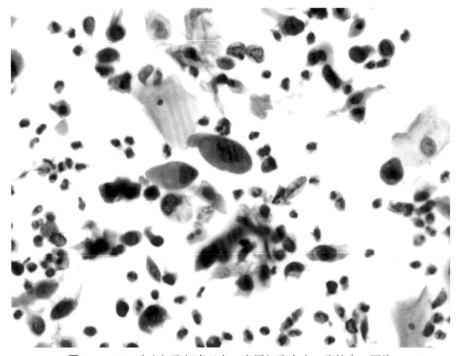

图 3-4 HSIL 病变细胞相当于中、底层细胞大小，胞核大、深染

HSIL 在人群中检出率为 0.45%，不常见。鉴别诊断可参考表 3-5、表 3-6。

表 3-5 ASC-H 与 HSIL 的鉴别

项目	ASC-H	HSIL
细胞类型	小细胞，大小同化生细胞	底、中层细胞大小
胞核染色质	粗颗粒状	粗颗粒状，胞核染色可较深
N/C	明显增加	明显增加
胞质特点	化生性胞质	形态多样

表 3-6 LSIL 与 HSIL 的鉴别

项目	LSIL	HSIL
细胞类型	表层细胞大小	底、中层细胞大小
胞核染色质	细颗粒状	粗颗粒状或纤细
N/C	轻度增加	明显增加
胞质特点	表层型胞质	胞质深染
核膜轮廓	不规则	很不规则

三、鳞状细胞癌

（一）定义

鳞状细胞癌是由不同分化程度的鳞状上皮细胞构成的浸润性癌。

（二）分类

1. 角化型鳞状细胞癌

（1）诊断标准：①细胞单个散在，聚集的细胞团较少见；②细胞大小和形状差异大，带尾细胞和梭形细胞常有橘黄色或粉红色胞质；③胞核大小差异大，核膜不规则，常可见多个浓染不透明核；④染色质呈粗颗粒状，不规则分布；⑤可见大核仁改变，但若缺乏核异型性，不足以判断为癌；⑥可见肿瘤坏死性物质（肿瘤素质），但通常比在非角化型鳞状细胞癌少见（图 3-5）。

（2）说明：单个肿瘤细胞和成群细胞的形态呈圆形，使鳞状细胞肿瘤带有腺性特点，可判读为腺癌。可见癌性坏死性物质，但与传统涂片相比较轻微；坏死性物质常集中在细胞簇的周围，被称为"黏附的肿瘤坏死性物质"，而传统涂片中的肿瘤坏死性物质一般分布在背景中。

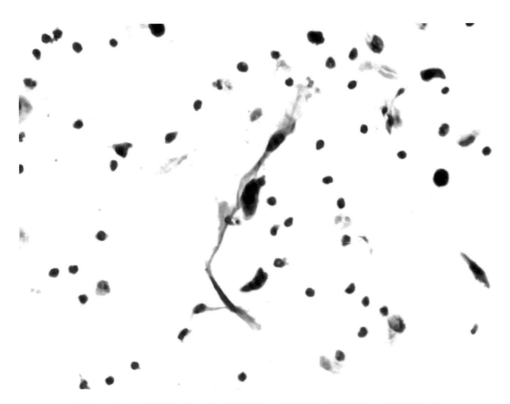

图 3-5　角化型鳞癌细胞，胞核不规则，有带尾的梭形细胞，胞质粉红色

2. 非角化型鳞状细胞癌

（1）诊断标准：①细胞单个或为界限不清的合胞体群；②细胞一般比 HSIL 细胞小，但有 HSIL 细胞的大多数特点；③核染色质呈粗块状，分布很不均匀；④ 肿瘤坏死性物质常见，包括坏死性碎屑和陈旧性血性成分；⑤大细胞非角化型鳞状细胞癌可显示嗜碱性胞质及大而显著的核仁（图 3-6）。

（2）说明：角化型和非角化型鳞癌细胞可在同一张涂片上出现。液基细胞学涂片中的肿瘤坏死性物质和浸润性特点较难辨认，这使非角化型鳞癌细胞易被判读为 HSIL。在历史上，"小细胞癌" 由一组异源性肿瘤组成，不仅包括低分化鳞状细胞癌，还包括显示神经内分泌特点的肿瘤（常为小细胞或"燕麦细胞"）。目前的分类中将"小细胞癌"限用于伴有神经内分泌分化的非鳞状细胞肿瘤（见第二章第九节）。这些肿瘤在 WHO 2003 年肿瘤分类中被单独分类。

图 3-6　非角化型鳞癌细胞，胞核不规则，有带尾细胞，胞质蓝色

四、点　评

在涂片中，异常鳞状细胞的数量达到多少才可以做出诊断，这要依据具体的种类。例如 ASC-US 的诊断，异常细胞可多可少，关键是异常细胞一定要典型；但对于 ASC-H 的诊断，如果异常细胞太少，则归入 ASC-US 比较合适；同样，HSIL 的诊断，异常细胞数量太少时也可归入 ASC-US，但仍建议临床进行进一步检查确定。

第三节　腺细胞异常

2014 年《WHO 女性生殖器官肿瘤学分类》（第 4 版）将原位腺癌列为宫颈腺体肿瘤浸润前期病变，高级别腺上皮内病变作为其同义词也列为浸润前期病变。由此推论，相应的液基细胞学诊断中，非典型宫颈管 / 宫内膜 / 腺细胞、倾向于瘤变及宫颈管原位腺癌细胞均列为浸润前期病变细胞，但是液基细胞学诊断不能作为最后诊断，需要进行活体组织检查证实（表 3-7）。

表 3-7　腺细胞异常的类型

腺细胞异常 { 非典型（宫颈管）腺细胞，非特指（AGC-NOS）

非典型（宫颈管）腺细胞，倾向于瘤变（AGC-FN）（癌前病变）

宫颈管原位腺癌（AIS）（癌前病变）

宫颈管腺癌（宫颈管、宫内膜、子宫以外，不明来源）

一、非典型腺细胞

（一）非典型（宫颈管）腺细胞，非特指

1. 定义　宫颈管腺细胞的核非典型性程度明显超出反应性和修复性改变，但又缺乏明确的子宫颈管原位腺癌和侵袭性腺癌的特点。

2. 诊断标准　①细胞呈片状排列，细胞排列轻度拥挤，胞核重叠；②胞核增大，为正常宫颈管细胞胞核大小的 3～5 倍；③胞核的大小和形状轻度不一致，胞核不同程度深染，可见核仁；④胞质尚丰富，但 N/C 增高；⑤细胞界限清晰（图 3-7）。

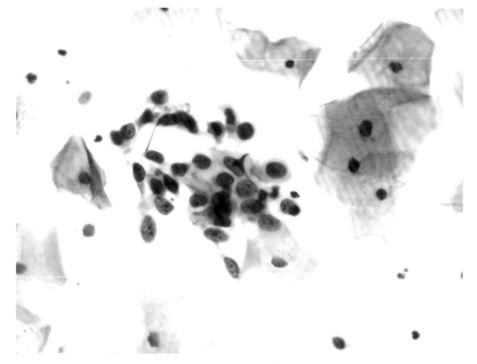

图 3-7　非典型（宫颈管）腺细胞，非特异，细胞片状分布，胞核为正常胞核大小的 3～5 倍

3.说明 细胞团增厚，细胞密集重叠成三维结构，很难看清细胞团中央的单个细胞。多找比较清晰的细胞团。（AGC-NOS）患者需做宫颈管搔刮活检。

（二）非典型（宫颈管）腺细胞，倾向于瘤变

1.定义 细胞形态学无论在量或质上均不足以判读为宫颈管原位腺癌或浸润性癌。

2.诊断标准 ①异常细胞排列呈片状、条带状，胞核拥挤、重叠；②偶见细胞团呈菊花形团或羽毛状排列；③胞核增大，染色质稍增多；④偶见核分裂象；⑤ N/C 升高，细胞界限不清（图 3-8）。

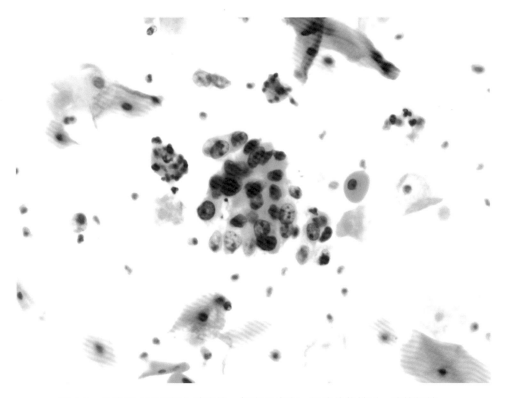

图 3-8 非典型（宫颈管）腺细胞，倾向于瘤变，细胞片状排列，胞核拥挤，
染色质稍增多

3.说明 细胞团增厚，可呈三维结构，复层排列的细胞遮盖住细胞团中央部分胞核的细节。此类患者也需做宫颈管搔刮活检。

二、宫颈管原位腺癌

1. 定义　为高级别宫颈管腺细胞病变，其特征为胞核增大、染色深、复层化和核裂增多，但无浸润。

2. 诊断标准　①细胞排列呈片状、簇状、带状和菊花形团，胞核拥挤、重叠，失去蜂窝状结构，单个细胞少见；②一些细胞显示出明确的柱状形态；③细胞团有呈栅栏状排列的胞核，胞核及带状胞质从胞质团周边伸出（"羽毛状"）；④假复层细胞条带常呈"鸟尾"样排列，这可能是其最突出的形态特点；⑤细胞核增大，大小不一，呈卵圆形或拉长形及复层化，胞核染色深，有均匀分布的粗颗粒状染色质是其特征；⑥核仁小或不明显；⑦核分裂及凋亡小体常见；⑧N/C增高，黏液减少；⑨背景干净（无肿瘤坏死性物质或炎症细胞碎片）（图3-9）。

3. 说明　细胞数量不一，偶见异常细胞。胞核深染，细胞团排列拥挤，细胞较小，细胞团更常见三维结构，伴有较光滑而明确的边缘。核仁可能更易见到。对有疑问的病例，可判读为"非典型宫颈管/宫内膜腺细胞，倾向于瘤变"。此类患者也需做宫颈管搔刮活检。

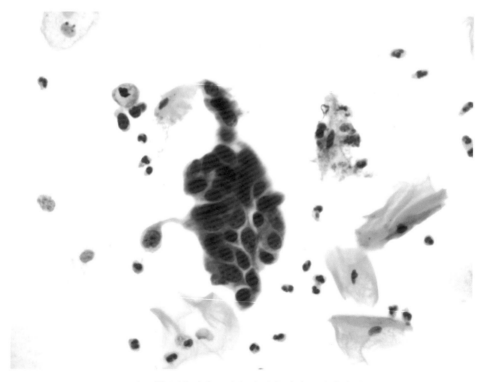

图3-9　宫颈管原位腺癌，癌细胞片状分布，胞核大小不一

三、宫颈管腺癌

1. 诊断标准　①大量异常细胞，典型的细胞呈柱状；②细胞可单个散在，也可呈二维片状或三维簇团结构，合体聚集现象常见；③胞核增大、具有多样性，染色质分布不均，染色质旁区空亮，核膜不规则，可见巨大核仁；④胞质通常有细小空泡；⑤可见肿瘤坏死性物质；⑥还可出现异常鳞状上皮细胞，表明同时存在鳞状上皮病变或腺癌伴有部分鳞状上皮化生（图 3-10）。

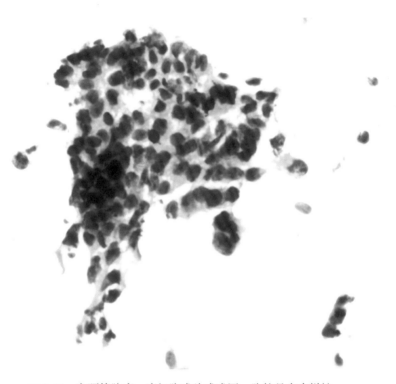

图 3-10　宫颈管腺癌，癌细胞成片或成团，胞核具有多样性

2. 说明　在细胞学上判读宫颈管腺癌是困难的，只有在证据足够时才能做出诊断。对有疑问的病例，判读为"非典型宫颈管 / 宫内膜腺细胞，倾向于瘤变"是恰当的。此类患者也需做宫颈管搔刮活检。

四、点　评

如果在宫颈涂片上看不到柱状细胞，说明临床在取样上存在问题，应给予提示。无论液基细胞学涂片还是传统细胞学涂片，都至少需要 10 个以上结构清晰的宫颈管内膜柱状细胞。

值得注意的是，异常腺细胞的细胞学诊断有时很困难，如 AGC-NOS 与 AGC-FN、AIS 与浸润性腺癌等。在鉴别诊断困难的情况下，可以"就低不就高"，诊断保守一些，然后通过宫颈活检或锥切进一步行病理诊断。

第四节　良性细胞改变

除了上述鳞状细胞异常和腺细胞异常外，在抹片上有时可以见到微生物感染，其中以小球杆菌感染，即形成"线索细胞"最常见。另外，在子宫切除术后抹片中，有时可能见到腺细胞，可能由于间充质细胞的化生等原因（表 3-8）。

表 3-8　感染及良性细胞改变类型

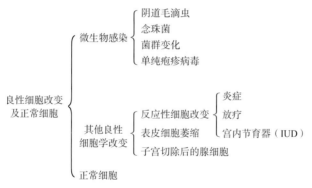

一、微生物感染

（一）阴道毛滴虫感染

诊断标准：阴道毛滴虫呈梨形，直径为 15 ～ 30μm。胞核淡染，泡状，偏位。细胞嗜酸性胞质颗粒较明显，鞭毛常较清楚。

（二）真菌（形态符合念珠菌属）感染

诊断标准：芽生酵母菌（3 ～ 7μm），假菌丝竹节状，巴氏染色示嗜伊红，胞质呈红色到灰棕色。

（三）菌群变化提示细菌性阴道病

诊断标准：小球杆菌覆盖，使细胞膜模糊不清，形成所谓的"线索细胞"。明显缺少乳酸杆菌，提示细菌性阴道病。

（四）细胞形态改变符合单纯疱疹病毒感染

诊断标准：胞核呈磨玻璃样外观，这是由于胞核内病毒颗粒和染色质聚集在核膜下，核膜增厚。可能会出现致密的嗜伊红核内包涵体，周围环绕有空晕或透明带。具有镶嵌状、多核的上皮细胞是其特征性表现，但并不总是会出现，可能仅仅发现具有上述胞核特征的单个核细胞。

二、反应性细胞改变

（一）炎症反应性细胞形态改变（包括典型的修复）

诊断标准：胞核增大（达到正常中层鳞状细胞胞核面积的 1.5～2 倍或更大）。宫颈管细胞胞核增大更明显。有时可见双核或多核，且大小一致。胞核可呈空泡状或淡染。胞核也可轻度深染，但染色质结构和分布仍呈均匀的细颗粒状。可见明显的单个或多个核仁。胞质可呈多染色性、空泡化或核周空晕，但不伴有周围胞质增厚。化生鳞状细胞可出现相似的变化，也可见到胞质突起（蜘蛛样细胞）。

在典型的修复过程中，通常为平铺的单层细胞，水流状核极向，可见典型的核分裂象。

说明：无论是鳞状细胞还是宫颈管腺细胞都可能出现炎症反应性改变，但标准不同，鳞状细胞胞核一般小于中层细胞胞核的 2.5 倍，宫颈管腺细胞胞核增大不足其本身 3 倍。

（二）反应性细胞变化与放疗有关

诊断标准：细胞明显增大，但 N/C 没有明显增高。可有奇特形状的细胞。增大的胞核可以表现出退变改变，包括胞核淡染、皱缩或染色质模糊不清和核内空泡。胞核大小一致，一些细胞团中细胞可有增大的胞核，也有正常大小的胞核。双核及多核细胞常见，可见轻度深染的胞核，如同时有修复，可以看到较多的单个或多个明显的核仁。胞质有空泡化和（或）多染性。

（三）反应性细胞变化与宫内节育器有关

诊断标准：腺细胞可单个或成簇出现，一般 5 ～ 15 个细胞为一簇，背景干净。胞质多少不等，大的空泡常常挤压胞核，呈印戒状。胞核退变常较明显，核仁可明显。

三、表皮细胞萎缩（伴或不伴有炎症）

诊断标准：见基底层、基底旁层及中层，或者上述细胞伴有核肥大、核固缩、核碎裂，原因是雌激素缺乏或消失。绝经后、产后等情况下可见到表皮萎缩，当出现核肥大、核固缩、核碎裂并伴有较多嗜中性粒细胞、吞噬细胞，甚至多核吞噬细胞时，可诊断为萎缩性阴道炎。

说明：表皮萎缩的细胞学看似简单，实际工作中较难掌握，需要与 ASC-US、ASC-H 加以鉴别。表皮萎缩细胞的核肥大、核固缩、核碎裂是退行性改变，核肥大可达到中层细胞胞核大小的 3 ～ 5 倍，但如果伴有畸形、深染，则应诊断为 ASC-US。

四、子宫切除术后腺上皮细胞状况

有时，可以在子宫切除术后的液基细胞学抹片中看到腺上皮细胞。可能的原因：在创伤的刺激下阴道壁间质的间充质细胞分化为腺体，或其为适应变化而出现黏液细胞或杯状细胞化生，表现与宫颈取材的腺细胞没有区别。

五、正常细胞

（一）鳞状细胞

鳞状细胞可分为表、中、底层。表层细胞最大，呈多边形，胞核小，N/C 约为 1：5，部分表层细胞胞核固缩，胞质浅蓝色，角化细胞胞质嗜酸性。中层细胞多呈船形，N/C 约为 1：3，其胞质染色较表层细胞胞质略深。底层细胞呈圆形或椭圆形，N/C 约为 1：1，胞质蓝色。鳞状细胞在抹片中多数散在分布，但也可成团分布。

（二）柱状细胞

柱状细胞分为纤毛柱状细胞和黏液柱状细胞。纤毛柱状细胞呈低柱状、锥形或椭圆形，游离缘有时可见纤毛，纤毛常退变脱落。黏液柱状细胞形态与纤毛柱状细胞基本相同，但胞质内有数量不等的黏液空泡。这两种细胞往往不易区分。柱状细胞也可以成团脱落。

参考文献

艾伯特·辛格，阿什法克·M·卡恩，2018.宫颈与下生殖道癌前病变诊断与治疗 [M].狄文主译. 天津：天津科技翻译出版有限公司.

毕惠，赵更力，2015.子宫颈癌综合防控技术培训教材 [M].北京：人民卫生出版社.

曹泽毅，2004.子宫颈癌的变迁和思考 [J].中华妇产科杂志，39（3）：212-215.

陈乐真，2014.妇产科诊断病理学 [M].2 版.北京：人民军医出版社.

陈忠年，1982.妇产科病理学 [M].上海：上海科学技术出版社.

丁岚，杨永国，梅霞，2009.CK17 和 p16 在宫颈鳞状上皮不成熟化生和宫颈上皮内瘤变的表达及意义 [J].诊断病理学杂志，16（3）：174-176.

董丽，乔友林，2016.宫颈腺癌与 HPV[J].实用妇产科杂志，32（8）：561-562.

杜红雁，张瑜，张海雁，等，2012.宫颈重度鳞状上皮非典型增生与原位癌的病理鉴别诊断及临床意义 [J].中国妇幼保健，27（9）：1440.

克拉姆 CP，李 KR，2007.妇产科诊断病理学 [M].回允中主译.北京：北京大学医学出版社.

李德宪，马振友，2011.尖锐湿疣 [M].西安：世界图书出版公司.

刘从容，2016.宫颈腺上皮病变病理学相关问题及研究进展 [J].中华妇幼临床医学杂志，12（1）：2-6.

马绍康，孙建衡，1997.子宫颈转移癌 19 例临床分析 [J].中华妇产科杂志，32（11）：678-681.

沈丹华，2017.妇产科病理学诊断纲要 [M].北京：人民卫生出版社.

时艳梅，叶红，肖长义，2008.人乳头状瘤病毒感染致子宫颈癌发病的影响因素 [J].中华妇产科杂志，43（12）：958-960.

所罗门 D，内雅 R，2009.子宫颈细胞学 Bethesda 报告系统定义、标准和注释 [M].2 版.黄受方，张长淮，余小蒙译.北京：人民军医出版社.

田扬顺，2001.妇科肿瘤临床病理学 [M].北京：人民卫生出版社.

吴云燕，梁美蓉，李隆玉，等，2008.1990—2007 年 4223 例子宫颈癌住院患者的调查分析 [J].中华妇产科杂志，43（6）：433-436.

武明辉，张淞文，张为远，等，2009.2007—2008 年北京地区 25～54 岁已婚妇女高危型人乳头瘤病毒感染的流行病学调查 [J].中华妇产科杂志，44（12）：892-897.

杨学志，郑顺姣，傅兴生，等，1984.子宫颈储备细胞癌变过程的动态观察 [J].中华妇产科杂志，19（4）：236-238.

张海雁,张瑜,张红丽,等,2009.宫颈液基细胞学与阴道镜下病理组织学检查结果的对比研究[J].中国妇幼保健,24（24）：3436-3437.

张红丽,张瑜,薛京华,等,2002.宫颈细胞刮片100例TBS分类与巴氏分类的比较[J].诊断病理学杂志,9（6）：360.

张美琴,陈鸣之,2003.年轻妇女子宫颈癌174例临床及预后分析[J].中华妇产科杂志,38（11）：689-693.

张颖杰,洪云,芦兰,1982.宫颈储备细胞研究（二）[J].中华妇产科杂志,17（2）：68-70.

张颖杰,芦兰,洪云,1982.宫颈储备细胞研究（一）[J].中华妇产科杂志,17（2）：65-67.

张瑜,蔡光宗,刘健,1995.胎儿宫颈储备细胞组织发生起源的形态学研究[J].临床与实验病理学杂志,11：16-18.

张瑜,张新生,曾子安,等,1987.子宫颈不典型增生的超微结构观察[J].临床与实验病理学杂志,3（4）：221.

张瑜,张新生,曾子安,等,1988.子宫颈储备细胞向鳞状细胞分化超微结构观察[J].中华妇产科杂志,23（6）：375-376.

郑珂,刘从容,陈余明,2014.宫颈原位腺癌的临床病理及免疫组织化学研究[J].福建医科大学学报,48（5）：295-298.

AGOFF SN，LIN PJ，et al，2003. p16（INK4a）expression correlates with degree of cervical neoplasia：a comparison with Ki-67 expression and detection of high-risk HPV types[J]. Mod Pathol，16（7）：665-673.

BOSCH FX，BROKER TR，FORMAN D，et al，2013. ICO Monograph. Comprehensive control of human papillomavirus infections and related diseases[J]. Vaccine，31（Suppl 6）：G1-31.

CASTELLSAGUE X，DIAZ M，DE SANJOSE S，et al，2006. Worldwide human papilloma virus etiology of cervical adenocarcinoma and its cofactors：implications for screening and prevention[J]. J Natl Cancer Inst，98：303-315.

COX JT，SCHIFFMAN M，SOLOMON D，2003. ASC US-LSIL Triage Study Group prospective follow-up suggests similar risk of subsequent cervical intraepithelial neoplasia grade 2 or 3 among women with cervical intraepithelial neoplasia grade 1 or negative colposcopy and directed biopsy[J]. Am J Obstet Gynecol，188（6）：1406-1412.

CROWDER S，TULLER E，2007. Small cell carcinoma of the female genital tract[J]. Semin Oncol，34（1）：57-63.

GLOOR E，HURLIMANN J，1986. Cervical intraepithelial glandular neoplasia（adenocarcinoma in situ and glandular dysplasia）. A correlative study of 23 cases with histologic grading，histochemical analysis of mucins，and immunohisto-chemical determination of the affinity for four lectins[J]. Cancer，58（6）：1272-1280.

HALL JE. WALTONL L，1968. Dysplasia of the cervix，a prospective study of 206 cases[J]. Am J Obstet Gynecol，100（5）：662-671.

HANSELAAR A，LOOSBROEK M，SCHUURBIERS O，et al，1997. Clear cell adenocarcinoma of the vagina and cervix. An update of the central Netherlands registry showing twin age incidence peaks[J]. Cancer, 79（11）：2229-2236.

HERFS M, YAMAMOTO Y, LAURY A, et al, 2012. A discrete population of squamocolumnar junction cells implicated in the pathogenesis of cervical cancer[J]. Proc Natl Acad Sci U S A, 109（26）：10516-10521.

LAGOO AS, ROBBOY SJ, 2006. Lymphoma of the female genital tract：current status[J]. Int J Gynecol Pathol, 25（1）：1-21.

PEI J, LI M, WU C, et al, 2021. Worldwide trends in cervical cancer incidence and mortality. Cancer, 2021, 127（21）：4030-4039.

QUINT KD, DE KONING MN, VAN DOORN LJ, et al, 2010. HPV genotyping and HPV16 variant analysis in glandular and squamous neoplastic lesions of the uterine cervix[J]. Gynecol Oncol, 117（2）：297-301.

RICHART RM, 1967. Natural history of cervical intraepithelial neoplasia[J]. Clin Obstet Gynecol, 10（4）：748-784.

YLITALO N, JOSEFSSON A, MELBYE M, et al, 2000. A prospective study showing long-term infection with human papillomavirus 16 before the development of cervical carcinoma in situ[J]. Cancer Res, 60（21）：6027-6032.

缩　略　语

AGC-FN	atypical glandular cells，favor neoplastic	非典型腺细胞，倾向于瘤变
AGC-NOS	atypical glandular cells，not otherwise specified	非典型腺细胞，非特指
AIS	adenocarcinoma in situ	原位腺癌
ASC	atypical squamous cells	非典型鳞状细胞
ASC-H	atypical squamous cells，cannot exclude high-grade squamous intraepithelial lesion	不排除高级别鳞状上皮内病变的非典型鳞状细胞
ASC-US	atypical squamous cells of undetermined significance	意义不明确的非典型鳞状细胞
CGIN	cervical glandular intraepithelial neoplasia	宫颈腺上皮内瘤变
CIN	cervical intraepithelial neoplasia	宫颈上皮内瘤变
CIS	carcinoma in situ	原位癌
EIA	early invasive adenocarcinoma	早期浸润性腺癌
HG-CGIN	high-grade cervical glandular intraepithelial dysplasia	高级别腺体异型增生
HPV	human papilloma virus	人乳头瘤病毒
HR-HPV	high-grade human papilloma virus	高危型人乳头瘤病毒
HSIL	high-grade squamous intraepithelial lesion	高级别鳞状上皮内病变
HSV	herpes simplex virus	单纯疱疹病毒
IUD	intrauterine device	宫内节育器
LCT	liquid based cytologic test	液基细胞学检测
LG-CGIN	low-grade cervical glandular intraepithelial dysplasia	低级别腺体异型增生
LR-HPV	low-grade human papilloma	低危型人乳头瘤病毒
LSIL	low-grade squamous intraepithelial lesion	低级别鳞状上皮内病变
N/C	nucleus/cytoplasm	核质比
NILM	negative for intraepithelial lesion or malignancy	未见上皮内病变或恶性改变
SCC	squamous cell carcinoma	鳞状细胞癌
SCJ	squamo-columnar junction	鳞 - 柱交界
SIL	squamous intraepithelial lesion	鳞状上皮内病变

SISCC	superficially invasive squamous cell carcinoma	浅表浸润性鳞状细胞癌
TBS	the Bethesda system	贝塞斯达系统
TCT	thin-prep cytologic test	薄层细胞学检测
VIA	visual inspection with acetic acid	醋酸染色肉眼观察
VILI	visual inspection with Lugol's iodine	碘染色肉眼观察
WHO	world health organization	世界卫生组织